LOIS FONDAMENTALES

DE LA MÉDECINE

à l'usage et à la portée de tous

NOTAMMENT

LOIS DES MALADIES RÉGNANTES OU DE SAISON

RÉSULTATS

Préservation des Maladies, Guérisons rapides, insuccès rares

Par M. Édouard LOBGEOIS

Docteur en Droit et en Médecine des Facultés de Paris.

SAINT-QUENTIN

IMPRIMERIE JULES MOUREAU, PLACE DE L'HÔTEL-DE-VILLE, 7

1871

LOIS FONDAMENTALES

DE LA MÉDECINE

à l'usage et à la portée de tous

LOIS FONDAMENTALES

DE LA MÉDECINE

à l'usage et à la portée de tous

NOTAMMENT

LOIS DES MALADIES RÉGNANTES OU DE SAISON

RÉSULTATS

Préservation des Maladies, Guérisons rapides, insuccès rares

Par M. Édouard LOBGEOIS

Docteur en Droit et en Médecine des Facultés de Paris.

SAINT-QUENTIN

IMPRIMERIE JULES MOUREAU, PLACE DE L'HÔTEL-DE-VILLE, 7

1871

DÉDICACE

L'étude des lois médicales indispensables au bonheur de l'homme, est aussi facile que celle de tous autres statuts scientifiques : en conséquence je n'hésite pas à dédier cet opuscule aux classes qui sont le plus intéressées à la vulgarisation de mes découvertes. ces principaux groupes sont : 1° les communes innombrables du globe qui ne possèdent pas de médecin : 2° et la grande caste de ces employés artisans et ouvriers, dont les appointements ou le salaire sont entièrement absorbés par les dépenses de chaque jour.

Édouard LORGEOIS.

Saint-Quentin (Aisne), le 5 juillet 1871.

LOIS FONDAMENTALES
DE LA MÉDECINE

INTRODUCTION

SOMMAIRE

1° *Généralités sur l'état actuel de la médecine.* — L'étude si vaste de la médecine, que l'on peut définir la science des choses divines et humaines, a toujours donné lieu, en dehors des temps de barbarie, à des travaux considérables. A travers les siècles qui se sont écoulés depuis les temps hypocratiques, des découvertes nombreuses ont été faites ; l'histoire est là pour attester les nobles conquêtes de nos

1

illustres aïeux, et cependant, il faut bien l'avouer, diverses branches de la science sans lesquelles le traitement des maladies ne saurait aller loin dans la voie du progrès, font partie de l'histoire moderne ; qu'il me suffise de citer l'anatomie pathologique, la physiologie expérimentale et l'histologie, cette science à l'état naissant qui a pour objet principal l'étude microscopique des tissus sains ou malades. Avant que ces précieuses données ne fussent acquises à l'art de guérir, il était difficile de voir dans la médecine autre chose qu'une science bien imparfaite. A l'heure qu'il est, la partie du domaine médical, réservée à la pathologie interne, ne représente encore, à peu d'exceptions près, qu'un chantier immense où gisent çà et là des matériaux nombreux mais insuffisants pour les exigences de l'édification. Quoi qu'il en soit, ces assises brillantes et solides qui, pour la plupart, attendent depuis de longs siècles l'heure solennelle où elles pourront servir à l'élévation du temple, n'en constituent pas moins un butin d'une grande richesse ; en conséquence, bien que j'aie tracé avec une certaine rigueur les limites du présent, je me crois en droit d'avouer qu'un avenir prospère est réservé à la science médicale, et j'ose hardiment conclure qu'avec les puissants leviers dont je viens de mentionner l'existence, les obstacles qui cachent et obstruent les grandes routes seront levés dans un temps qui ne saurait être éloigné.

2° *Aspirations de l'époque vers un avenir meilleur.* — Je ne suis pas le seul à compter sur nos conquêtes futures et prochaines ; les meilleurs esprits de notre siècle, et surtout un physiologiste français d'une grande distinction, M. Claude Bernard, sont à la recherche des inconnues dont la découverte fera de la médecine une science réelle et considérable que nul n'osera plus nier, une science qui,

par ses services immenses et quotidiens ne tardera point
d'occuper le haut poste qui lui appartient. Tous ces hommes
d'élite pressentent avec raison la venue de grandes lois que
le plus humble des praticiens pourra connaître et appliquer ; ils souhaitent avec ardeur que la thérapeutique s'af-
franchisse bientôt du lourd tribut que, de temps immémo-
rial, elle paye au tâtonnement et au hasard.

3° *Problèmes médicaux à résoudre. Tableau synoptique
de la plupart des découvertes qui font l'objet de la présente
publication.* — Il est du plus haut intérêt que chacun, par
des moyens faciles et à la portée de tous, sache, entre autres
choses, remédier, *cito et tuto*, vite et sûrement, à une
inflammation quelconque de la poitrine, inflammation
qui jusqu'à ce jour guérit, lorsqu'elle guérit à l'aide
de médications le plus souvent étrangères à la science.
Il importe à tous de savoir si une affection épidémique
est contagieuse ou non ; dans l'hypothèse d'une contagion relative, sur laquelle je m'expliquerai dans mon
deuxième opuscule, il est d'un immense intérêt de savoir
distinguer, lors de l'apparition de ces maladies si souvent
meurtrières, quelles sont les personnes qui seront atteintes
et quelles sont celles qui seront épargnées. Enfin, il est
utile de savoir mettre à l'abri de la contamination et du
danger ces personnes elles-mêmes que le fléau semble
choisir au sein des familles envahies. Nous produirons,
pour la solution de ces divers problèmes, des données
tellement claires que le doute disparaîtra de tous les esprits, et que la guérison suivra rapidement et d'une
façon à peu près absolue, les indications qui seront con-
seillées. Afin de prouver les *desiderata* scientifiques que
je viens de retracer, je demande la permission de faire les
deux citations suivantes :

Première citation. — M. Vulpian, professeur à l'École

de Paris, expose : « qu'en janvier et février 1864, sur
» 70 décès, 28 ont eu lieu par pneumonie, soit 40 °/₀. Le
» médecin ajoute qu'aucun traitement ne lui a paru vrai-
» ment efficace. » (*Gaz. des Hôp.*, 14 mai 1864, *Maladies
régnantes.*)

Deuxième citation. — De l'enseignement de M. Béhier, également professeur à l'École de Paris (Conférences
cliniques faites à la Pitié, 1861-1862) : « il résulte qu'il n'y
» a pas de traitement de la pneumonie : que les saignées,
» le tartre stibié, l'alcool et l'expectation sont, suivant les
» malades, les meilleurs ou les plus dangereux agents
» thérapeutiques. » (Feuilleton de la *Gaz. des Hôp.* du
28 janvier 1865.)

La pneumonie n'étant point de sa nature, chose incurable,
nous pouvons et nous devons nous faire les questions suivantes : A côté de la cause déterminante bien connue qui,
dans une saison donnée, concourait à la formation des
pneumonies rebelles de MM. les professeurs Béhier et Vulpian, quelles étaient les véritables inconnues du problème, quels étaient les troubles occultes généraux ou personnels qui tenaient sous leur dépendance les inflammations
pulmonaires en question? Dans quel ordre devait-il être
remédié à ces troubles multiples et nouveaux? Telles sont
les questions fondamentales qu'il s'agit aujourd'hui d'approfondir et d'élucider. Pour moi, j'ai pensé qu'il importait
qu'un chercheur de ce siècle si fécond en inventions essayât
de résoudre les problèmes que je viens de soulever. J'ai
cru que la solution de ces questions, si complexes qu'elles
fussent, était la propriété de mes contemporains. Je me
suis donc mis à la recherche d'un fil conducteur pour me
guider dans les arcanes jusqu'à ce jour inextricables de la
science, dans ce labyrinthe d'un nouveau genre qui, selon
moi, devait aboutir à la région des splendeurs médicales,

aux gisements de ces trésors incomparables à l'aide desquels l'homme pourrait désormais utiliser, au profit de la
vie des peuples, les nobles et puissantes facultés de son
entendement ; enfin, pour parler en langage plus précis,
je recherchai avec une ardeur infatigable le flambeau divin
qui devait me conduire à la notion des causes en vertu
desquelles le génie des maladies naît avec l'homme réuni
en groupe, se développe et grandit avec les progrès et les
passions de celui-ci, jusqu'à ce que, parvenu à s'appeler
scrofule, cancer, érotisme et phthysie, le génie qui me
préoccupe effondre peu à peu la société qu'il a envahie pour
ne la quitter qu'après l'avoir plongée dans un abîme inson-
dable. Ce problème, le premier d'entre tous pour le bonheur et la vitalité des nations, étant posé, je me hâte d'an-
noncer que la plupart des inconnues qu'il renferme seront
dégagées dans ce premier opuscule et dans ceux qui le suivront. Cela dit, je reviens à mon sujet. Après des veilles qui
ont duré de nombreuses années, j'ai trouvé ce fil d'Ariane,
et entre autres découvertes, j'ai fait les suivantes : I. L'importante et utile division sanitaire de l'année en deux, et
non en quatre saisons (saison des chaleurs, saison des
froidures). II. Le trouble essentiel, permanent et progressif de la première et principale saison qui est celle du
temps des chaleurs ou de végétation, trouble qui a été dénommé trouble réel, infection bilieuse, trouble qui constituera à l'avenir le premier élément du diagnostic dans
toutes les affections régnantes de cette première période
de l'année (printemps-été). III. La raison principale pour
laquelle le foie a été créé, c'est-à-dire le rôle d'organe auxiliaire qu'il joue par rapport aux poumons, quand la température s'élève, et, comme conséquence, l'explication de ses
fonctions biliaires de nature climatérique. IV. Comme
déductions de cette découverte : diverses sources abon-

dantes de sécrétions biliaires anormales, non climatériques et beaucoup plus graves que le trouble habituel des
voies digestives dénommé embarras gastrique. V. Les quatre sortes principales de troubles, soit les quatre éléments
suffisamment distincts qui entrent habituellement dans la
composition de la maladie durant le cours de la première des
deux périodes de l'année, durant le cours du temps de
végétation. VI. Une longue série de troubles qui forment
la différence entre l'être exposé à la maladie régnante et
celui qui en est à l'abri, troubles qui comprennent notamment mes quatre nouvelles sortes de sécrétions biliaires
non climatériques, troubles qui constituent le deuxième
des quatre éléments, du diagnostic, et sont dénommés
troubles personnels (chap. IV). VII. L'obligation dans
laquelle se trouvera désormais le praticien d'attaquer selon
l'ordre de leur ancienneté, selon l'ordre de leur formation,
les quatre sortes de troubles existants. Résultats de ce
mode de faire : sauf de rares exceptions, surtout celle relative à la fièvre typhoïde, les indications concernant les
trois premiers éléments du diagnostic, ces trois éléments
que j'introduis dans la composition de la maladie, étant
remplies dès l'apparition du mouvement fébrile, la lutte
contre le quatrième, contre l'élément ancien ou la maladie
régnante proprement dite deviendra désormais chose fort
simple. VIII. La division des maladies régnantes en trois
familles (chap. V). IX. Les principaux troubles constitutifs
de la fièvre typhoïde.

Après avoir fait les découvertes qui viennent d'être énumérées, et fourni ainsi de rudes et nombreuses étapes dans
le champ de l'inconnu, j'ai pensé que je devais suspendre
pour quelque temps ma course dans cette pénible arène ;
j'ai cru qu'il était de mon devoir de publier ma première
ébauche, et de la publier le plus vite possible, en présence

de ces fléaux épidémiques graves qui désolent chaque année de nombreuses parties du globe.

4° Conséquences des temps d'arrêt dans la marche des sciences. — Toutes les sciences ont leur temps difficile, leur temps d'ihterruption ; et des aveux exprès ou tacites d'impuissance naissent vite les systèmes et les théories destinés à combler l'intervalle qui sépare les richesses acquises des conquêtes à faire ; mais, empressons-nous de le dire, toutes ces tentatives sont vouées à une décomposition qui ne manque jamais, dépouillées qu'elles sont dans leur développement éphémère des dons incomparables de l'observation, de la statistique et de l'expérimentation ; elles vivent jusqu'au jour où l'esprit humain ayant trouvé la nouvelle assise du temple en voie de construction, renverse théories et systèmes intérimaires pour continuer le vieil œuvre, lequel repose sur des bases antiques et inébranlables. Ferai-je ici l'énumération de ces théories dépourvues du don de la fécondité et par suite incapables de faire progresser la science ? je m'en garderai bien ; je me contenterai de rappeler un essai qui date de notre époque, de bons esprits à la recherche d'une méthode curative de la pneumonie, ont imaginé d'employer tour à tour l'expectation et le régime antiphlogistique , puis, par un heureux caprice du hasard, il arriva que les deux modes de traitement comptèrent un nombre égal de revers et de succès ; je n'ajouterai rien à ce récit, qui prouve du même coup l'impuissance des deux méthodes, puisque le traitement du vieux système est depuis longtemps reconnu défectueux et délaissé comme tel. Je m'abstiens d'une plus longue critique de ces systèmes hybrides, car toutes ces productions sont l'œuvre de l'intelligence humaine, ce sont pour la plupart les fruits de nobles efforts qu'il faut savoir respecter; d'ailleurs ces théories, si périssables qu'elles soient, sont pour les générations qui doivent les juger, les signes les plus irrécusables d'un temps d'arrêt dans la science, et la preuve que les hommes d'initiative et de progrès ne doivent pas hésiter à s'engager hardiment dans les régions inexplorées.

5° *Principaux résultats des lois médicales présentement publiées.* — Chacun devra retenir et confier à sa mémoire les lignes suivantes : Les lois soumises à l'appréciation des corps savants et du public concernent notamment les maladies dites de saison, qui règnent dans le cours d'une année pour réapparaître à peu près dans le même ordre dans le cours de l'année qui suivra. L'expérimentation en a eu lieu avec un plein et constant succès de 1864 à 1871. Les principaux résultats acquis pour les deux périodes qui comprennent : la première le temps de végétation et la deuxième le temps des froidures, peuvent être inscrits dans l'ordre suivant :

I. Indications à l'aide desquelles, dans l'immense majorité des cas, on prévient, avant qu'elles n'existent, et l'on guérit, lorsqu'elles sont nées, les maladies régnantes ou de saison.

II. Possibilité et utilité du traitement à domicile.

III. Diminution graduelle de la mortalité causée par les maladies chroniques et les diverses diathèses, telles que la scrofule, le cancer et la phthysie.

IV. Moyenne de la vie augmentée.

V. Atteinte grave portée aux doctrines erronées ainsi qu'au scepticisme médical.

VI. Diffusion facile des lumières nouvelles jusque dans la demeure la plus humble.

VII. Application de la plupart des lois ci-après formulées au règne organique sensible tout entier, c'est-à-dire à la médecine animale comme à la médecine humaine.

CHAPITRE PREMIER

Premiers faits qui ont conduit l'auteur à la découverte des lois médicales. Formule de la première loi : « L'année sanitaire comporte, surtout dans les régions tempérées, une première et principale division en deux périodes ou temps et non en quatre : 1° Temps de végétation (printemps-été); 2° temps d'arrêt de la végétation (automne-hiver). »

Deuxième loi : « Le début des deux périodes de l'année est influencé par la fin de la période qui le précède. » Exemple : le printemps est influencé par l'hiver auquel il succède.

SOMMAIRE.

1° Considérations préliminaires relatives aux observations qui font l'objet des numéros suivants, 2, 3 etc. — Les lois, dans les sciences, peuvent et doivent se démontrer le plus souvent de deux façons ; par l'analyse d'abord, par la synthèse ensuite. La première voie étant celle qui mène habituellement aux découvertes, j'aborderai ici comme pour la démonstration de tout statut qui régit des milliers de faits, les détails toujours intéressants que fournissent la méthode analytique et les études expérimentales. Sous le mérite de ces réflexions, et mû par le désir de donner une certaine consécration aux faits qui ont constitué le point de départ de mes découvertes, je me hâte d'arriver à ces phénomènes pathologiques qui ont si puissamment excité mon attention. Je n'en ferai ici, bien entendu, qu'une relation sommaire, sauf, le cas échéant, à revenir plus longuement sur certains d'entre eux.

2° Faits qui ont conduit l'auteur à la découverte des premières lois. Fait de Charmes: douleurs d'oreille. — En mai 1856, je suis appelé la nuit dans les environs de la ville où j'exerçais, chez une demoiselle d'âge mûr, laquelle, pour des douleurs d'oreille, poussait des cris de manière à réveiller tout le voisinage. Je prescrivis un médicament dans lequel, je l'avoue, je n'avais pas une confiance absolue. Le jour venu, je me hâte de revoir ma malade qui est et se croit parfaitement guérie.

3° *Fait de Travecy: paralysie des membres inférieurs.*
— En juin 1858, je suis mandé par un sieur O..., âgé de
26 ans, pour une paralysie des membres inférieurs datant
de vingt-quatre heures ; je conseille cette fois, avec un peu
plus de confiance, le médicament prescrit deux ans auparavant à la demoiselle G... Le lendemain, je trouve mon
malade debout et quasi sans souvenance aucune de son
indisposition de la veille.

4° *Fait de Laferté-Chevresis. Défaillances, syncopes.* —
Quelques années plus tard, on vint me chercher pour une
dame X..., âgée de 60 ans environ. Les parents me racon-
tent que la malade a eu des défaillances répétées pendant
la nuit, que la connaissance lui revenait difficilement, et
que l'éther fut employé sans succès. Après un interrogatoire assez difficile, et la relation d'une affection de même
nature, remontant à la même époque de l'année précédente, je me décide à employer la médication qui m'avait
si bien réussi dans les deux premières observations. Néanmoins, dans ce dernier cas, ma confiance, si grande qu'elle
fût, n'était pas entière. Je voulus assister à ce qui allait
avoir lieu. Après une heure passée près de Mme X..., je me
retirai satisfait de mes prévisions. Selon moi, les lipothy-
mies ne devaient plus se renouveler ; en effet, j'appris dans
la soirée que les faiblesses n'avaient point reparu. Dès ce
moment, j'eus la conviction profonde qu'une loi importante réglait ces divers états morbides, si dissemblables,
comme elle devait régler, dans l'avenir, l'immense majorité de ceux qui seraient guéris par la même méthode.
Aussi, dès cette époque, mon attention fut suffisamment
éveillée, et je pris avec moi l'engagement de ne suspendre
mes recherches qu'après avoir trouvé la ou les grandes lois
qui réglaient tous ces cas et conduisaient à une guérison
sûre et instantanée. A ces trois faits, j'en ajouterai trois

autres d'un grand intérêt, parce que, d'une part, ils datent d'une époque où la lumière était faite dans mon esprit, et que, d'une autre, ils servent déjà à faire ressortir l'importance et l'étendue de mes découvertes.

5° *Fait d'Auguilcourt-le-Sart : rhumatisme aigu.* —Vers le mois d'avril de l'année 1865, Mme G..., d'Auguilcourt-le-Sart, est atteinte d'un rhumatisme aigu et fort douloureux des muscles rotateurs de la tête. Connaissant l'infidélité habituelle, ainsi que la longueur des traitements usités contre la maladie que j'avais à soigner, je conseille avec confiance, cette fois, le médicament dont je n'avais qu'à me louer depuis longtemps, et cela d'une façon absolue. Le lendemain, à la satisfaction de la dame G..., qui pourtant s'étonna que je n'eusse employé contre sa maladie ni sangsues ni cataplasmes, la douleur avait cédé et des mouvements étaient possibles.

6° *Fait de Mayot : névrose de l'estomac, faim continue, cris la nuit.* — Un mois après, je suis consulté par la dame M..., d'une commune voisine, pour sa fille âgée de 17 ans, laquelle était alitée depuis dix-huit mois ; je me rends en toute diligence chez cette dame, désireux que j'étais d'appliquer ma méthode dans un cas où la chronicité n'était point contestable. Les signes et les symptômes principaux chez cette jeune malade étaient les suivants : faim continue le jour et la nuit, cris poussés toutes les nuits de façon à troubler le quartier ; je constatai en même temps de l'anémie et j'appris qu'il existait de l'aménorrhée ; les médicaments qui avaient été mis en usage pendant le long espace de temps précité étaient nombreux. J'avais devant moi toute une pharmacie : dragées de Gilles, antispasmodiques de toute sorte, éther, assa fœtida, valériane ; j'en passe bien entendu et peut-être des meilleurs ; mais rien n'y fit. L'examen de la jeune fille étant terminé, je crus devoir remédier à une première indication à l'aide de mon traitement ordinaire. La boulimie et les cris nocturnes cessèrent aussitôt comme par enchantement. Deux jours après, je conseillai un traitement et un régime toniques. Après six semaines de l'usage de ces conseils, l'anémie avait perdu de son intensité primitive, les règles étaient revenues, je dus même remédier à une menstruation trop abondante.

7° *Fait de Versigny : fluxion de poitrine commençante, bronchite chronique.* — En juin suivant, M. Chevalot de Versigny, réclame mes soins pour son épouse, laquelle, deux ans auparavant, avait déjà été atteinte d'une maladie bien grave. Lors de cette première maladie, il ne s'agissait ni plus ni moins que d'une inflammation presque simultanée des deux poumons à la suite d'une fausse couche. Revenons à notre deuxième maladie ; à mon arrivée, je trouve encore la poitrine prise, le poumon gauche est fortement congestionné dans toute son étendue ; l'inflammation va paraître si déjà elle n'existe. Il y a de la fièvre et une soif vive, l'appétit est perdu depuis quelque temps. Ici le problème ne paraissait pas simple, car il existe, comme je l'ai dit plus haut, une bronchite et une anhélation habituelles ; quoi qu'il en soit, je n'hésite pas à combattre la véritable épine sous-jacente qui est généralement une. Deux jours après, je luttai pour la deuxième fois contre la même épine par le même moyen : après le même laps de temps (48 heures), je dus, sur la demande formelle de la malade soulagée, mais non guérie, employer le même traitement pour la troisième fois. Trois jours plus tard l'économie, aidée par ses forces récupérées au moyen d'un traitement si peu varié, se débarrassait seule des dernières traces de l'état inflammatoire qui avait envahi l'un des poumons.

8° *Déductions des faits sus-relatés.* — Avant de tirer des faits sus-mentionnés les déductions qu'ils comportent, demandons-nous ce qui domine dans ces sommaires observations. Six troubles dissemblables sont guéris instantanément par le même remède ; quelle conclusion tirer d'un pareil résultat? Une conclusion dictée par la logique la plus vulgaire, le raisonnement était simple : Si des troubles profondément différents sont guéris par la même médication, c'est que dans chacun de ces cas et à côté de la maladie apparente pour laquelle le médecin était appelé, il existait un autre trouble, et qu'il fallait avant tout lutter contre ce trouble antérieur à la maladie; mais comment reconnaître ce trouble? Rien de plus facile : il est depuis longtemps acquis à la médecine une vérité dont le pathologiste fait un fréquent usage : *Curatio morbum demonstrat*, le traitement démontre la maladie. Or, ici le traitement a toujours été simple et le même ; la guérison a toujours été rapide et complète, donc le traitement démontrait à tous le diagnostic, c'est-à-dire le trouble auquel il fallait remédier. Ce trouble, dont l'étude commencera dans le chapitre suivant était, disons-le ici par anticipation, un trouble bilieux, avec les conséquences que nous dirons plus tard. Le diagnostic dont il s'agit étant acquis par des voies à l'abri de toute contradiction, je passe aux déductions qui découlent de mes six faits.

I. Les six états morbides, que je viens de signaler, appartiennent à la pathologie interne.

II. Dans cinq cas il s'agit d'affections aiguës et l'un de ces cas est compliqué d'une bronchite chronique.

III. Le sixième cas rentre dans l'ordre des maladies chroniques.

IV. Dans les six cas les affections sont dissemblables.

V. Dans les cinq cas aigus la même médication a triomphé du jour au lendemain des états morbides apparents, sans que l'on ait eu à lutter contre eux.

VI. Dans le cas M..., la faim continue et les cris nocturnes ont également disparu, du jour au lendemain par la médication employée dans les cinq cas aigus, et cette médication n'a pas été davantage dirigée contre les manifestations morbides que je viens de rappeler.

VII. A côté de la maladie apparente, il préexistait donc dans tous ces faits un état morbide différent, le même chez tous ces malades, état morbide primordial, d'autant plus essentiel à connaître qu'il a suffi d'y remédier pour faire disparaître rapidement les signes et symptômes des maladies pour lesquelles le médecin avait été appelé.

Observation terminale : Les déductions qui viennent d'être relatées ne sont consignées ici qu'à titre de matériaux purs et simples, matériaux destinés à être taillés, polis et au besoin subdivisés, avant de servir avec d'autres à l'édification du temple.

9" *Division sanitaire de l'année en deux temps. Dénomination de ces temps.* — Dès que je tins en mon pouvoir, d'une part, un trouble si fréquent (trouble bilieux), d'une autre, une indication puissante et rapide, non-seulement contre le trouble lui-même, mais encore contre ce que l'on appelle la maladie, je dus rechercher d'abord de quel temps dépendait un pareil trouble. Après avoir résolu cette première question concernant l'infection bilieuse et l'avoir placée à son rang, c'est-à-dire dans le deuxième chapitre, je passai au problème qui fait l'objet du présent numéro, problème que je formule ainsi : Quelle sera, au point de vue médical, la division qui fera de l'année des temps essentiellement distincts et utiles ? Quel sera le nombre de ces temps ? Les médecins de toutes les époques ont suivi la division en vertu de laquelle l'année se trouve partagée en quatre temps : ça été là une source d'erreurs qui a toujours rendu infécond l'adage ci-dessus rappelé et consigné à chaque page de la médecine, à savoir : « que la saison fait la maladie. » Oui, le temps engendre la maladie ; mais au point de vue des altérations de la santé, combien l'année comprendra-t-elle de saisons ? C'était là le problème à élucider, pour tirer de notre maxime restée jusque-là stérile les conséquences importantes qui devaient en découler. Au point de vue sanitaire, l'année comporte une première division en deux temps seulement, le partage de l'année en quatre époques est une subdivision secondaire qui ne reçoit son utilité que de la première, ainsi que nous le verrons plus bas. Qu'est-ce, en effet, que l'été, si ce n'est la continuation pure et simple du printemps ? L'été n'est-il pas régi comme la saison qui le précède par une même influence astronomique ? Cela est hors de doute. A quel astre attribuer une pareille influence ? La solution de ce second problème ne présentait aucune difficulté : cet astre, c'est le soleil qui, chaque année, et en quelque sorte à heure fixe, commence la grande époque des chaleurs par la saison printanière, pour la terminer d'une façon aussi invariable aux approches de l'automne. Cette première division de l'année qui comprend le printemps et l'été étant trouvée, il nous reste de nos douze mois l'automne et l'hiver. Au point de vue de notre division sanitaire, que ferons-nous de ces deux saisons ? Attendu qu'au point de vue de l'influence solaire que nous venons de signaler, ces deux saisons sont en opposition formelle avec les deux précédentes, attendu, en effet, que ces deux périodes de l'année commencent alors que la chaleur va baisser de plus en plus, ce qui est indiqué à tous par la marche descendante du thermomètre, nous ferons de l'automne et de l'hiver un seul et même temps essentiellement diffé-

rent du premier, et ce temps formera la deuxième partie de notre division de l'année en deux périodes seulement. Si maintenant nous adaptons ces notions sur
la division du temps à l'adage que nous cherchons à
féconder, à savoir : que la saison fait la maladie, nous formulerons sans peine la conclusion suivante : Le temps des
chaleurs produira des maladies différentes du temps des
froidures. Après cette première division de l'année en deux
temps restait à savoir si notre adage, le temps fait la maladie, ne recevait pas d'autres applications secondaires dans
le cours même de chacun des deux temps ; c'est alors
qu'en consultant les influences atmosphériques, il me fut
facile de placer au cours de ces deux temps des périodes
froides et humides qui engendrent aussi des maladies que
l'on peut appeler des maladies du temps. Enfin, à côté de
l'adage qui nous occupe : le temps fait la maladie, il devait
encore exister d'autres lois secondaires sur l'apparition
des maladies : ainsi la fièvre typhoïde se montre généralement dans un moment donné du temps de végétation,
c'est-à-dire de la première division de l'année. Pouvait-on
encore dire : Le temps fait la maladie? Non ; mais
on pouvait et on devait dire : telle maladie naît dans tel
temps et sous l'influence de telle condition : en effet, pour
faire une fièvre typhoïde, il faudra autre chose que le temps.
Dans la règle : le temps fait la maladie, le trouble est ordinairement simple, tandis que dans la règle : la maladie naît
dans le temps, les troubles sont au nombre de deux, e t, le
plus souvent, au nombre de trois. Cela étant dit, je reviens
à ma division principale.

10° *Motifs de la division sanitaire de l'année dans les
régions tempérées, déduits de la nature des maladies pendant le premier temps de l'année, c'est-à-dire pendant le
printemps et l'été.* — Comme l'histoire de la médecine a

établi cette vérité à savoir, que plus l'on s'approche des zones torrides, plus les maladies sont épidémiques, contagieuses et graves, il était facile de conclure que la chaleur entrait pour la plus grande part dans la production de ces maladies, si redoutables pour l'humanité. Or, la chaleur émanant du soleil, il fallait, pour apprécier cette influence dans les régions tempérées et arriver au nombre exact des saisons que comporte l'année, envisagée sous le rapport de la santé, il fallait, dis-je, voir comment se fait annuellement cette émission du calorique. La projection de la chaleur solaire se divise, dans les zones tempérées, en deux époques à peu près égales: pendant l'un de ces deux temps que met la terre à opérer sa course autour du soleil, elle reçoit de sa planète une chaleur qui va grandissant. Le temps pendant lequel s'accomplit cette première période a reçu des astronomes les noms suivants : printemps, été. Pendant la deuxième partie de la rotation du globe terrestre autour du soleil, c'est-à-dire pendant l'automne et l'hiver, le soleil projette sur la terre une chaleur qui va toujours diminuant. Les deux conclusions principales à tirer de ce qui précède seront celles-ci : si la chaleur des latitudes équatoriales sert à expliquer les maladies épidémiques contagieuses et graves des zones torrides, il faudra aussi admettre comme règles générales : Premièrement que, sous les latitudes moyennes, le temps pendant lequel le calorique va grandissant sera le temps de l'éclosion des maladies épidémiques, contagieuses et graves : deuxièmement que, sous ces latitudes, le temps où le calorique va diminuant sera le temps où les maladies épidémiques du temps des chaleurs iront en diminuant. Or, le temps de l'émission du calorique, dans les régions tempérées, est un, c'est le printemps et l'été ; donc le temps de retrait ou de diminution des maladies sera un , ce sera l'automne et l'hiver.

11° *Dénomination des deux temps de l'année dans les zones tempérées.* — En conséquence de ce qui vient d'être exposé et soutenu pour dénommer les deux temps de l'année, nous dirons : tout le temps pendant lequel la chaleur qui commence au printemps suivra une marche ascendante, constituera la première division de l'année à laquelle nous donnerons les noms suivants : temps des chaleurs, qui préside à la végétation, ou temps de végétation, temps des affections bilieuses et pestilentielles, temps morbide, temps d'apaisement, si léger qu'il soit, des maladies héréditaires engendrées ou aggravées par le froid. Lorsque la chaleur baissera, le deuxième temps commencera : il portera le nom de temps des froidures, temps d'arrêt de la végétation, temps de reflux ou de retrait des affections bilieuses et pestilentielles, temps de réparation, temps d'apparition et d'aggravation des maladies, ordinairement héréditaires, qui sont aggravées par le froid. Voilà, au point de vue sanitaire, la véritable et utile division de l'année, c'est-à-dire des 365 jours un quart que met la terre pour opérer son mouvement giratoire autour du soleil.

12° *Causes qui ont égaré Hypocrate à l'endroit de la division sanitaire.* — L'étude de ces causes présentant de l'intérêt sous divers points de vue, recherchons pourquoi, dans les zones extrêmes, aussi bien dans les régions glacées que dans les pays qui se rapprochent le plus de l'équateur, le printemps a été distingué de l'été, recherchons pourquoi Hypocrate a dit de cette première division du temps : *Ver autem saluberrimum et minus exitiale?* (Section III, aph. 9, d'Hypocrate. J.-E. Dezeimeris, Paris, Crochard et Cⁱᵉ, 1836.) « Le printemps est la saison la plus saine et celle où la mortalité est la plus faible. »

Il existe, pour expliquer ce jugement d'Hypocrate, qui

semble faire une distinction bien tranchée entre le printemps et l'été, trois raisons principales : La première se
déduit de la force que l'homme a acquise pendant le temps
de la disparition des maladies pestilentielles, c'est-à-dire
pendant l'hiver ; l'homme va en effet jouir, surtout pendant la première partie du printemps, des trésors que lui
a valus la saison des gelées et des frimas ; la deuxième raison se tire de la disparition du froid qui, faisant place à
une température plus douce, amène une amélioration notable parmi certaines classes d'êtres incomplets au point
de vue de la santé ; ces classes redoutent toujours avec
raison les rigueurs de l'hiver ; en effet, nous verrons dans
le chapitre III, la nombreuse série de ces individus dont la
santé s'altère avec les froidures, tandis que l'adulte qui
possède les conditions ordinaires de la santé, se trouve
bien de la saison des frimas. Nous déduirons notre troisième raison du début même de la saison morbide : le
trouble qui commence avec les premières chaleurs du printemps pour grandir avec celles de l'été, ne sera point
considérable au commencement de la saison vernale, son
retentissement sur la santé sera donc nul à cette époque,
il ne se fera sentir qu'avec le temps, et d'une façon toujours lente, surtout dans la première moitié du temps de
végétation (printemps). C'est donc dans une sorte d'incubation de l'élément morbide que s'écoulera la plus grande
partie de la saison printanière. En résumé, dans les régions
tropicales ainsi que dans les régions tempérées qui sont les
nôtres, le printemps est salubre parce qu'il succède à l'hiver, lequel constitue la moitié principale de la période de
réparation. Après ces détails relatifs aux causes d'erreur
de nos ancêtres qui, sur la parole du maître, ont considéré
le printemps comme une saison distincte de la saison des
grandes chaleurs, nous verrons désormais, dans le prin-

temps des zones torrides et tempérées, le début de la période morbide, par cette raison capitale que le printemps est aussi le début des chaleurs, et qu'en réalité il constitue avec l'été un seul et même temps, ce qui deviendra plus clair encore à l'aide des preuves que j'exposerai dans le chapitre suivant.

Passons maintenant à l'automne et expliquons aussi le contraste apparent qui semble exister entre cette saison et l'hiver, soit dans les pays équatoriaux, soit dans les zones tempérées dont l'été a été long et chaud. L'automne, qui appartient à la période du temps de réparation paye, en effet, assez souvent un lourd tribut aux affections de l'été. Quelles sont les raisons principales d'un si triste privilége ? Les voici : La première, c'est que l'automne succède à l'été, à cette portion de la saison morbide qui est la plus grave et qui opère les plus grands désordres dans la santé de l'homme. Il est impossible qu'au sortir des temps les plus rudes, l'homme jouisse immédiatement des avantages qui doivent résulter de la diminution de la chaleur: mais la raison fondamentale en vertu de laquelle l'automne n'est point l'été, c'est que le calorique va suivre une marche qui sera toujours descendante pendant l'automne et l'hiver, comme il a suivi une marche ascendante pendant le printemps et l'été. En résumé, dans les régions tropicales et tempérées sus-mentionnées, l'homme paye en automne comme il jouit au printemps : les raisons du passif de l'automne et de l'actif du printemps dans le bilan de la santé humaine se déduisent donc très-clairement des saisons qui les précèdent. Conclusion : A côté de la loi qui divise l'année sanitaire en deux temps, surtout dans les régions tempérées, il faut ajouter un deuxième statut qui peut être formulé ainsi : « Le début des deux périodes de l'année est influencé par la fin de la période qui précède ce début. »

Ex. : Le printemps est influencé par l'hiver. Cette règle, d'une grande importance, va d'ailleurs faire l'objet de nouveaux développements qui seront consignés dans le numéro suivant.

13° *De l'influence de l'hiver sur le printemps et de l'été sur l'automne.* — Le printemps et l'automne sont dans toutes les régions sous une telle dépendance des saisons qui les précèdent, c'est-à-dire de l'hiver et de l'été, que j'ai besoin de retracer sommairement ici les statuts qui régissent la matière.

I. Hypocrate a eu raison de dire que dans les régions méridionales de l'Europe, le printemps était la saison la plus salubre. (*Ver saluberrimum.*)

II. Cette assertion du père de la médecine était insuffisante, pour faire du printemps des régions tempérées une période de l'année distincte de l'été au point de vue sanitaire.

III. La vérité émise par Hypocrate est chose relative, car à mesure que l'on remonte du midi vers le nord, le printemps perd de plus en plus ses qualités de saison très-salubre, à tel point que dans les régions septentrionales de la Russie on exprime une vérité, en disant que le printemps est la saison la plus insalubre.

IV. La vérité prise dans un sens absolu pour toutes les zones du globe, torrides, tempérées et glaciales, est celle-ci : Le printemps, ou le commencement du temps de végétation, ainsi que l'automne, ou le début du temps d'arrêt de la végétation, sont, quoique appartenant à la saison qui les suit, sous une sorte de dépendance de la saison qui les précède, et cette saison est elle-même subordonnée à la latitude. Ainsi, le printemps dépend de l'hiver auquel il succède, de sorte que si cette dernière saison est celle d'une latitude tempérée, d'une latitude sous laquelle se réparent les troubles dominants, de l'été précédent, le printemps qui suit cet hiver sera généralement salubre. Si l'hiver qui précède le printemps dépend d'une latitude froide ou de congélation, le printemps qui ne suivra point une saison vraiment réparatrice sera, au point de vue de la santé, aussi et même plus insalubre que les rudes frimas auxquels il succède. Voici ce qu'écrivait sur ce sujet, M. le D' Lombard de Genève, lors de la conférence médicale internationale qui se tint à Paris il y a quelques années : « Dans les contrées méridionales de l'Europe, le printemps est très-salubre, tandis que dans les régions septentrionales de la Russie le printemps est la saison où la mortalité est le plus considérable. »

V. Quelques mots sur l'influence dont s'agit sous les latitudes moyennes et chaudes, latitudes qui sont spécialement régies par les travaux présentement publiés. Si sous les zones torrides et tempérées l'automne succède à un été qui n'était ni trop long, ni trop chaud, l'automne sera généralement un temps favorable.

Supposons au contraire un automne précédé d'un été long et très-chaud : dans cette hypothèse, les maladies graves épidémiques et contagieuses de l'été qui vient de finir, dureront pendant une longue partie de l'automne.

Pour corroborer cette thèse, je citerai ce qui se passe dans les régions voisines des zones torrides. Voici, en effet, ce qu'écrivait Hypocrate, dans ses *Aphorismes* précités traduits en latin :

19. *Autumno in universum morbi acutissimi et perniciosissimi fiunt, ver autem saluberrimum etc....*

22. *Autumno æstivi morbi fiunt, et febres quartanæ et erraticæ, lienes, aquæ intercutem, tabes urinæ stillicidia, lienteriæ, dysenteriæ, coxæ dolores, anginæ, asthmata, volvuli, epilepsiæ, insaniæ, melancholiæ.*

19. En automne, les maladies sont généralement très-aiguës et très-pernicieuses ; le printemps, au contraire, est la saison la plus saine, celle où la mortalité est la plus faible.

22. En automne, règnent, avec beaucoup de maladies d'été, des fièvres quartes et erratiques, des maux de rate, des hydropisies, des phthysies, des stranguries, des lienteries, des dysenteries, des douleurs sciatiques, des angines, des asthmes, des passions iliaques, des épilepsies, des aliénations.

VI. Le printemps et l'automne seront encore puissamment influencés dans leur action sur la santé sous les latitudes chaudes et moyennes, selon que l'hiver s'avancera dans le printemps, et selon que l'automne sera suivi d'un hiver plus doux que de coutume ; dans le premier cas, les affections de l'hiver continueront dans le printemps, et les affections vernales seront à leur tour retardées ; dans le deuxième cas, la réparation ne se fera point et les affections de l'été précédent traverseront l'automne, se feront sentir pendant toute la durée de l'hiver pour apparaître avec fréquence et gravité dans tout le cours de la saison de végétation qui suivra cet hiver sans gelées, ni frimas. Conclusion : deuxième loi : « Le printemps et l'automne, bien que faisant partie, l'un de la période des chaleurs, et l'autre de celle des froidures, sont influencés par les saisons qui les précèdent, c'est-à-dire par l'hiver et l'été.»

14° *Ce qu'il faut retenir du premier chapitre. Lois I et II.* — Ici, comme à la fin de chaque chapitre, je me crois obligé à une condensation du sujet présentement traité ; le lecteur devra retenir et confier à sa mémoire ce qui suit :

I. La première loi médicale ainsi conçue : « L'année sanitaire se divise surtout dans les régions tempérées en deux et non en quatre temps. » Commentaire succinct de cette première loi : premier temps (printemps, été), temps des chaleurs, temps de végétation. Maladies du premier temps : affections bilieuses et pestilentielles. Avantage sanitaire du premier temps: période d'apaisement des maladies ordinairement héréditaires engendrées ou aggravées par le froid. Deuxième temps (automne, hiver), temps des froidures, temps d'arrêt de la végétation. Avantages sanitaires de ce temps : reflux des maladies bilieuses et pestilentielles. Maladies du deuxième temps : temps d'apparition et d'aggravation des maladies habituellement héréditaires qui sont de l'essence du froid.

Corollaire de la première loi : le jour et la nuit nous représentent l'été et l'hiver dans certaines circonstances et surtout pour le malade. En passant brusquement de la température élevée de deux heures de l'après-midi à la température froide de deux heures après minuit, des malades atteints de fièvres graves se refroidissent et contractent des inflammations qui sont souvent mortelles. C'est ce que nous verrons plus tard, surtout en faisant notre deuxième famille intitulée : de la pestilence.

II. Les pays chauds sont la patrie des maladies bilieuses et pestilentielles, maladies dont les caractères principaux sont : la gravité, l'épidémicité et la contagiosité. Ces caractères sont d'autant plus accentués dans les régions tempérées que l'on se rapproche du 20° de latitude.

III. Le temps des chaleurs dans les régions tempérées est aussi le temps des affections bilieuses et des maladies pestilentielles les plus graves : cette gravité est toujours proportionnelle à la diminution du chiffre de latitude ainsi qu'à la marche ascendante du thermomètre.

IV. Deuxième loi : «Le printemps et l'automne sont influencés par les saisons qui les précèdent, c'est-à-dire par l'hiver et par l'été.»

V. Dans les régions moyennes, le printemps et l'automne, qui commencent les deux grandes périodes de l'année, sont généralement salubres.

VI. Lorsque, dans les régions tempérées, l'hiver a lieu sans gelées, ni frimas, les maladies causées par les chaleurs durant l'été qui le précède ne s'éteignent pas dans le cours de cet hiver trop clément : elles apparaissent vite et avec gravité dans le printemps et surtout dans l'été qui suivent cet hiver.

SOMMAIRE

1° Objet et division du travail présentement publié. — Après avoir établi dans le chapitre précédent les deux premières lois fondamentales, la première ayant pour objet la division de l'année en deux périodes et non en quatre, et la deuxième étant relative à l'influence de la fin de chacune des deux périodes sur le commencement de la période suivante, je vais diviser en deux parties l'ébauche que je livre aujourd'hui à la méditation de tous. Dans la première je traiterai : 1° des affections régnantes ou de saison pendant le temps des chaleurs qui présidant aux diverses phases de la végétation (printemps, été); 2° des applications des lois présentement publiées à la pathologie externe et interne, civile ou militaire; 3° et des affections puerpérales, lesquelles sont le plus souvent fort graves et fort répandues. Dans la deuxième partie je traiterai des mêmes maladies pendant le temps des froidures ou temps d'arrêt de la végétation.

2° *Première partie : Des maladies régnantes ou de saison pendant le temps des chaleurs ou de végétation. Lois et guérison de ces maladies, dans l'immense majorité des cas.* — Dans ce sujet, que j'envisage d'une façon toute nouvelle, je vais aborder notamment et en toute confiance les voies et moyens à l'aide desquels on peut obtenir dans le temps de végétation la guérison sûre et prompte de ces affections meurtrières et contagieuses qui, pour la plupart, sont originaires des pays voisins de l'équateur.

3° *Application des lois fondamentales à la médecine et à la chirurgie civile et militaire.* — A la fin de ce premier opuscule, après le chapitre V, je publierai, sous forme d'appendice, les applications générales des lois que j'ai découvertes à la médecine et à la chirurgie envisagées dans le sens le plus étendu afin que chacun puisse jouir le plus vite possible du bénéfice de mes travaux. Sous le mérite de ces notions préliminaires je passe au chapitre II.

CHAPITRE II.

Du trouble essentiel du printemps et de l'été. De l'embarras bilieux. De la bilémie climatérique, terme nouveau remplaçant les noms donnés jusqu'à ce jour aux affections bilieuses. Formule de la troisième loi. Transition à deux nouveaux problèmes. Quelle est la raison d'être du foie dans le plan de la création ?

SOMMAIRE

—

1° *Considérations préliminaires.* — En vertu de la maxime : *Curatio morbum demonstrat :* La guérison démontre la maladie, j'ai connu la nature du trouble que j'ai guéri dans mes six faits sommairement relatés au cours du chapitre précédent. Ce trouble était purement et simplement un trouble bilieux : c'était ce que les auteurs eussent appelé de l'embarras gastrique. Je dois démontrer dans ce chapitre de quelle saison dépend un pareil trouble, quand il est uniquement constitué par l'embarras gastrique des auteurs. Muni des données qui sont à la disposition du praticien le plus modeste, j'ai cru tout d'abord devoir porter mes recherches et mes démonstrations sur la première partie de la saison des chaleurs, sur le printemps. Le théorème à élucider était celui-ci : « Le temps faisant la maladie, déterminer la maladie que fait cette portion de l'année appellée printemps. » La question ainsi posée, j'arrive à quelques généralités sur ce qui se passe aux approches de la saison vernale.

2° *Généralités sur ce qui se passe aux approches et au début du printemps. Trouble morbide et essentiel de cette saison.* — Lorsque le thermomètre va quitter zéro glace pour commencer sa course ascendante, que se passe-t-il ? La nature se réveille, le règne végétal va accomplir son évolution annuelle, les organes de la végétation et de la reproduction vont se développer presque simultanément. En peu de temps la partie du globe qui ressent les bienfaits du printemps, devient resplendissante ; la verdure, les couleurs innombrables dont sont parés les organes de la fructification, les parfums si suaves et si variés qui s'en exhalent, constituent pour l'homme un spectacle toujours plein de grandeur et d'attrait. Dans le règne animal il va se produire une activité à peu près semblable. Les heures consacrées à l'affinité des sexes sont dispensées libéralement chaque année par le Créateur de toutes choses. Eh bien, c'est dans ce moment de bonheur universel que la santé de l'homme va subir une atteinte générale. Cette atteinte revient toujours avec le printemps, elle est occulte ou apparente, elle est légère ou grave. Cette atteinte générale, quand elle est apparente est désignée par les pathologistes sous les noms suivants : Trouble des voies digestives, embarras gastrique. Elle constitue le trouble essentiel de la saison.

3° *Preuves de cette vérité médicale à savoir : Que ce que les médecins ont qualifié d'embarras bilieux est le trouble essentiel du printemps.* — A la rigueur un fait ne se démontre pas, il existe : tout le monde peut le connaître pour en avoir été témoin. Or, du plus grand au plus humble des médecins, chacun sait qu'au printemps il apparaît toujours un assez grand nombre de ces affections appelées, embarras gastrique, embarras bilieux, et qu'il serait impossible d'en dire autant d'aucune autre maladie. Comme on le voit, il suffirait d'indiquer la puissance irrésistible du fait pour asseoir la loi médicale qui fait l'objet de ce chapitre sur une base solide et inébranlable. Mais je veux aller plus loin, je veux porter la conviction dans les esprits les plus disposés à la contradiction ou au scepticisme. Pour atteindre mon but par la méthode analytique, méthode sur laquelle je me suis le plus souvent appuyé pour avancer dans le champ des découvertes, je vais esquisser d'une façon rapide les maladies qui ont cours dans la saison vernale.

4° *Des maladies du printemps et de leur classement.* — Je rappelle d'abord les termes de mon problème : « Quel est le trouble essentiel du printemps ? » Mentionnons tout de suite les données connues de la question. Première donnée : Au printemps la chaleur commence. Deuxième donnée : Au printemps la végétation débute. Troisième donnée : Au printemps il peut apparaître, comme en toute saison, des maladies internes de toute espèce. L'inconnue à dégager est celle-ci : Parmi les états pathologiques si nombreux que l'on rencontre à cette époque de l'année, quelle est l'entité morbide qui ne manque jamais, en d'autres termes, quelle est la maladie du temps ?

La question posée comme elle vient de l'être, j'arrive au cadre dans lequel on peut inscrire d'une manière assez complète, quoique en termes généraux, la pathologie des maladies régnantes dans le temps où la végétation accomplit sa première phase. On peut diviser en deux parties bien distinctes les maladies dont je vais faire la nomenclature ; la première comprend les états morbides qui règnent dans toutes les saisons et surtout en hiver. Ces affections ou maladies sont connues sous le nom générique d'inflammations. Comme exemples, je me contenterai de citer les phlegmasies principales, savoir : Les bronchites, les pleurésies, les pneumonies et les rhumatismes articulaires. Ces maladies aiguës présentent toutes les caractères suivants : En premier lieu, la cause déterminante de ces états inflammatoires est bien établie, ils naissent sous l'influence d'un refroidissement quelconque, d'une cause sur laquelle chacun est toujours et facilement d'accord ; en troisième lieu, dans l'état actuel de la science, l'une de ces inflammations étant donnée, il n'y a pas de traitement sur lequel on puisse compter d'une manière absolue. (Voir l'Introduction, n° 3.)

Dans la deuxième partie, nous rangerons les états morbides que l'on peut rencontrer pendant tout le cours du printemps et de l'été ; mais à la différence des premiers, ils sévissent ou peuvent sévir sur les masses, non-seulement par cas isolés, mais le plus souvent par groupes. Ces maladies ou affections se divisent en deux grandes classes. Première classe : Affections qui viennent d'en haut, affections qui naissent sous l'influence des rayons solaires, affections qui frappent instantanément tous les habitants d'une même latitude. Tout praticien rencontre cette perturbation sanitaire chaque année au retour du printemps. Cette première classe se compose des embarras bilieux ou gastriques, que le clinicien retrouvera du reste dans chacune des phases de la saison de végétation, légère ou grave, avec ou sans fièvre.

Deuxième classe : Affections qui viennent d'en bas ; elles vont des personnes et des objets aux personnes et aux objets ; dans la première classe, les affections tombent comme la pluie ; dans la seconde, c'est-à-dire dans celle qui nous occupe, elles se propagent comme le feu. La seconde classe frappe en général les personnes dont la santé n'est point parfaite ; de plus, les personnes qui font partie de cette deuxième catégorie sont déjà atteintes de l'affection bilieuse qui constitue la première classe. La première classe est aussi simple dans la cause qui la détermine que dans le remède qui la guérit. La deuxième classe est complexe dans ses troubles comme dans ses indications.

Voilà assez de raisons pour faire comprendre que la première classe composera la maladie essentielle du temps de végétation, et que la deuxième, qui sera composée d'affections multiples, dans lesquelles entrera toujours le trouble constitutif de la première, ainsi que diverses autres altérations, ne saurait, à raison de la diversité même de ses troubles, passer pour une affection simple et essentielle d'un temps quelconque. Parmi les affections de la seconde classe, on compte notamment les fièvres éruptives, la suette, l'érysipèle, les fièvres intermittentes, la fièvre typhoïde et le choléra asiatique.

La conclusion à tirer de cette esquisse nosologique et des observations qui l'accompagnent, c'est que l'affection désignée sous le nom de trouble des voies digestives, embarras gastrique, est une véritable affection du temps, et, sans conteste aucune, le trouble causé par le printemps. Cette affection est donc d'essence vernale. Cette vérité ressortira d'ailleurs plus clairement encore des détails dans lesquels nous allons entrer sous le numéro suivant.

5° § 1. *Du trouble des voies digestives, du temps ou de l'influence météorologique qui préside au développement de l'embarras bilieux. — § 2. Du nombre des personnes atteintes de ce trouble — § 3. De l'efficacité de la médication employée contre la maladie d'essence printanière.*

§ 1. — Du trouble des voies digestives, du temps ou de l'influence météorologique qui préside au développement bilieux. — Après avoir démontré à l'aide de preuves

faciles à comprendre que le trouble gastrique est le trouble
essentiel du printemps, celui que l'on rencontre toujours
dans cette partie de l'année, continuons la solution de
notre problème, dont la formule est la suivante : « De quel
temps dépendait le trouble auquel il a été remédié vite et
sûrement dans les six observations rapportées brièvement
au cours du premier chapitre ?» Par les développements dans
lesquels je suis entré sous le numéro 3 de ce chapitre,
nous connaissons la saison du trouble, c'est le printemps ;
il nous reste à déterminer, ou mieux à rappeler l'influence
astronomique qui préside à cette saison, c'est-à-dire la
cause constitutive de notre trouble bilieux. Comme je le
disais plus haut, cette influence n'est pas douteuse, c'est le
soleil qui préside au début de la végétation. S'il est hors
de doute que le printemps fasse l'embarras bilieux, et que
le soleil fasse le printemps, la conclusion sera celle-ci :
Le soleil fait l'embarras bilieux, c'est-à-dire l'affection
essentielle de cette saison. Il me semble qu'il serait difficile d'apporter plus de précision dans une démonstration
scientifique quelconque, fût-elle du domaine des mathéma-
tiques. Pour corroborer cette déduction de forme algé-
brique, je ne résisterai pas au désir de citer ces quelques
lignes : « Annesley, dans son grand ouvrage sur les mala-
» dies de l'Inde, nous apprend qu'un accroissement dans
» la sécrétion de la bile est évident chez tous les Européens
» aussitôt après leur arrivée dans les Indes ou dans tout
» autre pays chaud. » Et il ajoute : « Non-seulement les
» dérangements de santé éprouvés par les Européens après
» leur transport sous un climat intertropical sont caracté-
» risés par un écoulement de bile, mais, généralement,
» l'excès de cette sécrétion est dès l'abord la cause immé-
» diate du mal, qui disparaît, quand on la fait disparaître.»
(*Dict.* en 30 vol., t. V, p. 273. Paris, Labé.)

Desormais donc, nous pouvons admettre comme une règle fixe, qu'au printemps l'apparition du trouble gastrique ou affection bilieuse est aussi forcée que le retour de cette saison, et que, conséquemment, ce trouble qui constitue notre deuxième loi, est l'altération essentielle de cette partie de l'année.

§ 2. — Du nombre des personnes atteintes du trouble bilieux. — Ce trouble morbide, dont la cause est générale et absolue, doit exister non-seulement chez celui qui s'en plaint, mais encore, et cela sans exception aucune, chez tous les individus qui vivent sous la même latitude : seulement cette perturbation sanitaire sera non apparente ou paparente, sans fièvre ou avec fièvre.

§ 3. — De l'efficacité de la médication employée contre la maladie d'essence printanière. — La preuve que les résultats de ce trouble général sont de même nature pour tous, c'est que les individus qui, à cette occasion, réclameront les secours du médecin, seront tous guéris rapidement par le même moyen, et certes, il y a peu d'affections dont on puisse parler de la sorte.

6° *Du trouble essentiel de l'été.* — Troisième loi : « L'1fection bilieuse climatérique est la maladie essentielle du printemps et de l'été. » Après avoir déterminé d'une façon véritablement mathématique le trouble essentiel du printemps, je dois rechercher quel sera le trouble essentiel de l'été. De même que les chaleurs du printemps ont produit l'embarras bilieux ou gastrique, comme altération essentielle et générale de cette saison, de même les chaleurs de l'été, qui sont la continuation pure et simple des chaleurs végétatives du printemps, feront, comme trouble essentiel et général, l'embarras bilieux : seulement les désordres de l'été seront, ainsi qu'il est facile de le comprendre, d'une gravité proportionnelle à l'intensité du calorique : de plus, ces troubles bilieux aggravés constitueront alors le fonds morbide sur lequel viendront s'enter la plupart des affections pestilentielles, contagieuses et si souvent mortelles de cette saison. Enfin, ces troubles bilieux occasionneront à cette époque, dans les voies biliaires, dans leur voisinage ainsi qu'à distance, des troubles locaux et généraux de fonctions et de tissus dans le détail desquels nous entrerons d'une manière suffisante au cours de ce travail. Ainsi, plus tard, en décrivant les maladies du printemps et de l'été, nous verrons que l'embarras bilieux des auteurs ne s'éteint pas avec le printemps, et qu'il dure pendant toute la saison des chaleurs : nous le reconnaîtrons toujours dans les troubles multiples qui composent une maladie quelconque, et nous déterminerons le rôle important qu'il joue dans toutes les manifestations morbides du temps de végétation au double point de vue de l'établissement du diagnostic et du traitement.

Réflexion terminale : Nous ferons ici pour la première fois une application rigoureuse et exacte de cet adage : « le temps fait la maladie. » En effet, le trouble essentiel du temps de végétation, le trouble fait par ce temps, celui que l'on rencontre dans ces deux saisons à l'état apparent ou non, sans ou avec fièvre, simple ou mêlé à d'autres troubles que l'on appelle maladies, c'est l'infection bilieuse.

7° *Remplacement de cette dénomination : « Embarras gastrique, » par celle-ci : « Bilémie. » Motifs de ce nom nouveau. Notions générales sur le trouble bilieux. Formule de la troisième loi.* — On comprend que, pour désigner une intoxication aussi générale, aussi progressive, il faudra désormais une désignation nouvelle qui remplace ces termes : « Embarras gastrique. » Première raison pour justifier ma nouvelle dénomination : dans l'état actuel de la science, le trouble des voies digestives ou l'embarras gastrique ne s'applique qu'à un nombre restreint de maladies, c'est-à-dire à l'intoxication bilieuse apparente pour laquelle le médecin est réclamé : il faudra un terme nouveau pour désigner un trouble fort étendu dont les auteurs parlent comme d'une entité morbide assez circonscrite et non autrement digne de captiver l'attention du clinicien. Pour ma part, je vois dans ce trouble une altération sanitaire générale d'un immense intérêt, surtout à raison de sa marche progressive et des désordres nombreux, locaux et à distance qu'il produit d'une manière continue dans l'économie pendant tout le temps de végétation. Enfin, ce trouble est tellement important, qu'il servira de base à toutes les variétés dont se compose la première de mes trois familles, laquelle sera étudiée dans le chapitre V.

Deuxième raison, beaucoup plus importante que la première : j'ai découvert, ainsi qu'on le verra à la fin de ce chapitre et dans les chapitres III et IV, quatre sources fécondes d'infections bilieuses non climatériques, produisant d'une manière quotidienne et continue des désordres locaux et généraux beaucoup plus graves encore que ceux qui sont le résultat de l'affection essentielle du temps de végétation (embarras gastrique des auteurs).

Par ces motifs et autres à suppléer en temps et lieu, je conclus qu'il fallait un terme générique et suffisamment significatif pour dénommer à l'avenir les nombreux troubles de fonctions de tissus et surtout l'altération du sang occasionnés par l'intoxication bilieuse, soit que cette infection résulte des sécrétions biliaires, normales ou anormales, opérées directement par le foie, soit qu'elle naisse du non-accomplissement des fonctions de l'organe hépatique à l'endroit de ses travaux biliaires, ainsi que nous le verrons plus tard dans la loi 16 (chapitre III). Quel devait être ce terme nouveau ? Après avoir cherché assez longuement, je me suis déterminé, par imitation de ce qui s'est fait lors qu'il s'est agi de désigner l'empoisonnement produit par la rétention de l'urine dans l'économie, je me suis déterminé, dis-je, à appeler *bilémie* la rétention de la bile, soit dans ses réservoirs, soit dans la trame des tissus qui composent le corps humain, soit dans le sang. Ce terme, comme tous ceux qui servent à dénommer des troubles multiples de fonctions et de tissus, est nécessairement incomplet; si je l'ai adopté, c'est parce qu'il en fallait un, et qu'il répond mieux que tout autre aux altérations nombreuses qui résultent des divers troubles biliaires auxquels l'économie se trouve incessamment exposée, soit par la bilémie climatérique connue en partie avant moi sous le nom d'embarras gastrique, soit par les bilémies non climatériques dont la découverte va faire l'objet des numéros suivants (8, 9, etc.).

Formule de la troisième loi générale. Je termine le nᵒ 7 par la formule de ma troisième loi: «La bilémie climatérique est la maladie essentielle du printemps et de l'été.»

8ᵒ *Transition à deux autres problèmes relatifs, l'un à des sécrétions biliaires non climatériques, et l'autre à une nouvelle sorte de trouble devant faire partie de la maladie régnante.* — Au moyen de cette découverte que la bilémie climatérique ou l'infection bilieuse du temps de végétation est le trouble essentiel de ce temps, j'acquérais un premier élément pour la composition du diagnostic, élément dont il sera parlé au commencement du chapitre IV. Je conquérais du même coup un groupe assez notable de maladies saisonnières de même nature, pendant le même laps de temps (printemps, été), maladies qui formeront la première de mes trois familles, dont l'étude sera commencée dans le chapitre V. Devais-je borner là mes recherches relatives à la formation du diagnostic? Évidemment non. Un pas, il est vrai, était fait dans cette route neuve et rude. Pour rendre plus exact et plus complet le cadre des troubles existant dans toute maladie régnante comme dans bien d'autres affections ; il en restait un deuxième à faire, et ce pas devait, selon moi, aboutir à une conquête indispensable à la science. Dans le cours des investigations auxquelles je me livre depuis que j'ai écrit mes premières lignes sur les découvertes des lois fondamentales de la médecine, j'avais vu, entre autres choses : Premièrement, que la saison des chaleurs n'était point suffisante pour expliquer la sécrétion biliaire envisagée dans toute son étendue. Ainsi, en hiver, lorsqu'il s'agit à peine de bilémie climatérique, laquelle va s'éteignant dans le cours de cette saison, je trouvai de la sécrétion biliaire dans divers cas, puis en tout temps je rencontrai des doses variables dans la sécrétion dont il s'agit. Ces nombreux cas de sécrétions biliaires non climatériques, et cette variabilité dans la quantité sécrétée, furent pour moi un puissant aiguillon à l'effet d'approfondir le plus qu'il me serait possible la question des causes diverses présidant à la sécrétion de la bile. Deuxièmement, après de longues veilles que, dans l'intérêt de mes travaux, je consacrai à l'étude des épidémies, je fus, comme bien des observateurs, frappé de l'état morbide dans lequel se trouvent les malades au moment où ils sont atteints par les fléaux du temps. Les savants anciens et modernes ont vu des causes prédisposantes dans ces états antérieurs à la maladie. Pour moi, après avoir médité longuement sur ces prétendues causes, j'y vis des troubles, des maladies véritables, qui devaient figurer dans la case du diagnostic. J'y vis des maladies dont il fallait traiter les manifestations quotidiennes et continues avant même la maladie régnante ; en un mot, j'y vis le deuxième élément des troubles existant dans toute maladie de saison, élément nouveau et de la plus haute importance,

destiné désormais à figurer dans le tableau du diagnostic :
mais n'anticipons pas sur la notion exacte des troubles à
reconnaître et à traiter, et prenons à son origine la route
que nous avons suivie pour arriver aux résultats que nous
venons de mentionner d'une façon toute sommaire. Ces
deux problèmes nouveaux relatifs, l'un à une sécrétion de
bile en tout temps, dans certains cas, et l'autre à la préexis-
tence d'un état morbide chez les individus frappés par les
fléaux épidémiques, m'ont engagé à rechercher le ou les
nouveaux éléments qu'il fallait encore introduire dans la
composition du diagnostic. Pour me faire du jour dans ce
champ tout neuf qui s'offrait à mes regards, je résolus, je
le répète, d'éclairer tout d'abord et de mon mieux la solution du problème fondamental des causes de la sécrétion
biliaire climatérique : c'est cette étude qui fera l'objet du
dernier numéro de ce chapitre et du chapitre suivant tout
entier.

9° *Pourquoi l'économie sécrète-t-elle de la bile dans les
temps de chaleur? Quelle est en d'autres termes la raison
d'être du foie dans le plan de la création?* — Nous connaissons les conditions météorologiques dans lesquelles
s'accomplissent les sécrétions et hypersécrétions biliaires;
mais les raisons de ces sécrétions et surtout la raison d'être
de l'organe sécréteur, nous sont choses inconnues. La
preuve que ce sont là des secrets pour nous, c'est que les
déductions qui découlent de mes nouveaux enseignements
physiologiques, déductions qui seront énumérées à la fin
du chap. III, n'ont jamais été ni entrevues ni pressenties,
d'où nous pouvons conclure que la démonstration et la
preuve de nos assertions en cette matière, ne seront pas
chose simple. Cependant à raison tout à la fois de l'importance de mes études nouvelles sur le foie, et de l'immense
intérêt des déductions pathologiques qui doivent en sortir

à l'état de corollaires, je veux porter la conviction dans l'esprit le plus entâché soit de scepticisme, soit de simplicité. Où fallait-il puiser mes arguments? Il fallait les chercher dans le domaine tout entier de la nature vivante, mais surtout dans les rapports existant entre les êtres doués de vie et la couche gazeuse qui enveloppe le globe terrestre ; l'étude de ces rapports sera faite dans les premiers numéros du chapitre suivant que j'intitule le Chapitre des découvertes, et qui sera consacré à la complète démonstration du rôle que joue le foie dans l'économie, ainsi qu'aux déductions auxquelles j'ai fait allusion au cours de ce numéro.

10° *Ce qu'il faut retenir de ce chapitre :*

I. Troisième loi. « L'infection bilieuse est l'affection essentielle du printemps et de l'été. »

II. L'intoxication bilieuse porte dans mes travaux le nom de *bilémie.*

III. Quelle est la raison d'être du foie dans le plan de la création? La réponse à cette question se trouve dans le chapitre III.

CHAPITRE III

Chapitre des découvertes. Origines et causes des diverses
bilémies. Raison d'être d'un organe sécréteur de la bile. Démonstration : notions générales sur le globe. Décomposition
des corps. Degré de la décomposition des corps introduits
dans des organismes vivants. Rôle de l'oxygène ingéré dans
l'appareil pulmonaire lorsque la chaleur augmente. Nécessité
dans ce cas d'un organe auxiliaire (du foie), lequel sera
destiné à une élimination sanguine proportionnelle à la
diminution de l'oxygène inspiré. Formules des lois 4, 5, 6,
7, 8, 9, 10, 11 et 12. Déductions. A. Explication des sources
biliaires climatériques. B. Découverte de quatre sources biliaires non climatériques. Corollaires et lois 13, 14, 15 et 16.

SOMMAIRE

—

1° *Observations préliminaires.* — Comme j'ai, je le répète, des déductions importantes à tirer de ces thèses, à savoir : que l'augmentation de la chaleur ambiante diminue l'aération ou l'oxygénation du sang, que cette diminution dans l'oxygénation est la source de la sécrétion biliaire climatérique, et qu'enfin cette sécrétion biliaire est proportionnelle à l'intensité de la cause (du calorique solaire), je veux dévoiler à tous, le plus clairement possible, les origines de ces thèses d'ordre primordial ou divin. Pour arriver à mon but, ma route sera quelque peu longue et pénible, mais les conséquences qui découleront de cette marche pleine d'originalité seront nombreuses et importantes, c'est pourquoi je sollicite, en ce moment plus que jamais, toute l'attention du lecteur. Je commencerai par l'étude de voies préliminaires, indispensables pour arriver à la complète démonstration des thèses sus-formulées. Ces voies consistent dans des notions succinctes sur le globe terrestre et sur la décomposition des corps.

Voyons d'abord avec le lecteur ce qui s'est passé aux premières heures de la création des deux règnes organiques (végétal et animal).

2° *Étude très-abrégée sur la composition du globe terrestre, et sa couche gazeuse d'enveloppe, substrata sans lesquels le règne animal et le règne végétal n'auraient pu exister.* — Je me crois d'autant plus obligé d'exposer sommairement ces notions que nul ne l'ignore : ces lignes sont écrites pour tous, pour le savant aussi bien que pour l'ignorant.

A. Composition du globe. *a* Le globe est formé à sa surface de terre et d'eau, et d'une enveloppe gazeuse composée, entre autres éléments, d'oxygène et d'azote dans le rapport de 4 à 1, de vapeurs d'eau en petite quantité, et de traces d'acide carbonique. *b* Sous les tropiques, il existe une chaleur qui brûle. Aux deux pôles, c'est un froid qui gèle. Dans les zones tempérées, il règne en été une chaleur qui va croissant, et en hiver un froid à marche également progressive.

B. Fonctions astronomiques du globe. Le globe, nous le savons déjà, exécute annuellement autour du soleil un mouvement giratoire en deux temps : l'un de chaleur et l'autre de froid.

C. Action de la chaleur solaire sur la couche gazeuse qui enveloppe le globe. En même temps que le globe lui-même (eaux et terre) subit l'action de la chaleur, la couche gazeuse qui l'environne et le presse de toute part s'échauffe dans la même proportion. Conséquences de cet échauffement : les principes que renferme cette couche gazeuse se dilatent dans une mesure également proportionnelle au calorique. Ainsi, de deux litres de cette couche pris, l'un en hiver et l'autre en été, le premier qui appartient à la saison froide sera plus pesant, plus dense que le deuxième pris pendant l'été. Cette diminution dans la densité et la richesse des principes qui composent la couche gazeuse des temps de chaleur sera proportionnelle à l'intensité du calorique.

D. Action de la chaleur solaire sur le globe au point de vue de l'évaporation. Je veux mentionner ici l'action de la chaleur relative à la formation des nuages, ainsi que les conséquences qui en découlent pour le travail présentement publié. Pendant la période des chaleurs qui s'appelle le printemps et l'été, le globe tout entier s'échauffe à la périphérie, et il s'élève de l'élément liquide doux ou salé des vapeurs d'eau qui, plus légères que la couche atmosphérique d'enveloppe, s'élèvent au milieu de cette couche pour former à des hauteurs variables, et selon le refroidissement de l'air des brouillards et des nuages.

E. Conséquences de la formation des brouillards et des nuages. Lorsqu'il existe entre le ciel et la terre des brouillards interceptant la lumière qui nous arrive du firmament, la terre est privée du poids habituel de sa couche gazeuse ; en effet, lorsque ces phénomènes météorologiques si fréquents s'accomplissent, la température ambiante est moins respirable, et la couche gazeuse qui nous occupe est toujours plus légère et moins aérée ou oxygénée. Cette diminution dans l'oxygène est d'autant plus grande que les nuages forment un diaphragme plus complet entre le ciel et la terre.

F. Notions générales sur l'utilité de la couche gazeuse qui entoure le globe.

Première notion. La couche gazeuse qui entoure et presse de toute part les êtres vivants dans l'air et sur la terre, indique suffisamment, par cette sorte de saturation, combien elle est de l'essence de leur vitalité. Deuxième notion. Tous les êtres dont je parle ne sont pas seulement entourés et pressés par cette couche gazeuse, ils aspirent encore un grand nombre de fois par minute une quantité notable de ce corps aériforme qui va pénétrer dans leur économie. Troisième notion concernant la couche gazeuse qui plane au-dessus des mers et des eaux douces. Les êtres qui vivent dans les eaux salées ou douces introduisent également, dans leur organisme, un certain nombre de fois par minute, une portion d'oxygène ou du principal élément qui entre dans la composition de l'enveloppe terrestre.

G. Courte digression sur les vents. Avant d'aller plus loin, je demande au lecteur la permission d'entrer dans quelques détails sur l'utilité des vents. Les uns voient dans les vents l'élément qui brise et renverse, l'élément qui, au détriment du règne animal traversé, transporte à de grandes distances le sable du désert. Pour moi, j'envisage les vents sous un autre rapport : Je les considère et les apprécie sous le rapport de la couche gazeuse qui enveloppe le globe, les vents font partie de cette couche, ils doivent avoir leur rôle et leur utilité. Ainsi : 1° Je vois dans les vents l'élément qui refroidit les nuages pour les faire descendre sur la terre, d'où une pluie salutaire aux deux règnes vivants, d'où le rétablissement habituel de la colonne d'air atmosphérique et par suite le rétablissement d'une oxygénation normale. **2°** Je vois dans les vents et les brises l'élément qui sème en tous lieux et dans des régions fort distantes, les senteurs oxygénées des forêts, l'élément qui sème en tous lieux et sous des latitudes éloignées la flore en excès dans un endroit à l'effet de rendre sans relâche à la terre son état primitif et par suite ses sources intarissables d'oxygène, sources dont on peut se faire une exacte et belle idée en jetant les regards sur les luxuriantes forêts de l'Amérique. **3°** Je vois dans les vents l'élément qui projette et dilue dans l'immensité des airs les gaz délétères de toute sorte formés soit à la superficie du globe, soit dans le sein de la terre ou des eaux, d'où l'épuration de la couche gazeuse, au sein de laquelle vit l'élément animal. **4°** Enfin, les vents ou les brises ne semblent-ils pas destinés à une sorte de ventilation et de mélange de la couche gazeuse qui nous occupe? Tant il est vrai de dire qu'il faut aux deux règnes organiques, non-seulement un bain d'air complet et continu, mais encore un bain d'air souvent renouvelé.

II. Ce qu'il faut bien retenir des notions qui précèdent. Ces enseignements préliminaires rappelés, je résume en deux mots ce que le lecteur devra surtout retenir des notions qui précèdent : l'homme est plongé et vit d'une manière continue dans un corps gazeux qui l'entoure et le presse de toute part, il consomme incessamment par l'inspiration une quantité assez notable de ce corps composé surtout d'oxygène. Cet air ou oxygène, ingéré dans le corps humain, varie en quantité ou richesse, notamment avec la température ; dans le temps des chaleurs, cette quantité diminue, tandis qu'elle augmente dans les temps de froidure. Enfin, lorsque la couche d'air est divisée par les nuages en une ou plusieurs couches, la colonne d'air sous-jacente aux nuages est moins riche que d'habitude, et, par suite, la respiration plus gênée. Dans quel but avons-nous imposé à nos lecteurs toute cette étude relative à la formation du globe et surtout à la couche gazeuse qui l'entoure et le presse ? C'est afin de pouvoir leur apprendre dans les lignes qui vont suivre le rôle indispensable que l'oxygène joue dans l'appareil respiratoire. C'est afin de leur démontrer ce qui se passe quand l'air ingéré dans les poumons diminue ou augmente de densité ; c'est dans le but de leur dire par quel organe l'économie est servie lorsque, sous l'influence de la chaleur, l'oxygène inspiré est soumis aux lois de la dilatation.

3° *Notions également abrégées sur la décomposition des corps abandonnés à eux-mêmes.* — En cette partie de mon travail qui constitue ma deuxième voie préliminaire, je partirai, selon mon habitude, de données premières et non contestées, pour m'élever par voie de gradation à des notions plus complexes. Ces données premières ont pour objet la décomposition des corps. Je ne m'occuperai ici que de la décomposition des corps qui ont vécu, et de ce groupe important je ne ferai que la portion utile à cette partie de mon travail ; je ne ferai que la décomposition des corps exposés à l'air libre pour arriver à celle des corps introduits dans des organismes vivants. Je renvoie à un deuxième opuscule une autre catégorie fort importante de décompositions.

§ 1. Décomposition des corps abandonnés à eux-mêmes. Premiers développements que comportent les thèses que nous devons démontrer. Cette décomposition est fort simple : avec la couche gazeuse qui enveloppe le globe, avec le corps à décomposer et la chaleur solaire, nous avons les trois éléments essentiels et parfaitement connus d'une désorganisation absolue : air, chaleur, humidité. Sous l'action de cette triple puissance, exercée pendant un certain laps de temps, les nombreux appareils qui entraient dans la formation des deux règnes organiques sont dissociés. Ils ont donné lieu à des gaz divers et à des sels minéraux, lesquels vont bientôt servir à la composition et au développement de nouveaux organismes. C'est en se plaçant à ce point de vue que l'on a dit avec raison : rien ne se perd, rien ne se crée.

4° *Décomposition des corps introduits dans des organismes vivants. Mécanismes et degrés de cette décomposition.* — Cette deuxième décomposition, qui a pour objet le développement et l'entretien de la vie dans le règne organique sensible est beaucoup plus complexe et moins absolue que la première, de plus elle nous mène directement aux développements que comportent les thèses que j'ai pris à tâche de prouver. C'est dans les détails qu'elle comporte que nous dirons le plus brièvement possible : 1° la tâche dévolue à l'appareil digestif; 2° le rôle de l'oxygène dans l'appareil respiratoire, et le rôle d'organe auxiliaire que le foie joue par rapport à la masse du sang, lorsque l'oxygène ingéré dans les poumons est dilaté par la chaleur ambiante.

Mécanismes et degré de la décomposition des corps introduits dans des organismes vivants. — Le corps introduit dans un organisme vivant doit subir les lois de la désorganisation. Toutefois cette décomposition se fera d'une façon quelque peu différente, et ne sera point poussée jusqu'à sa dernière limite, comme lorsqu'il s'est agi de la décomposition des corps abandonnés à l'air libre. Elle sera pratiquée à l'aide de deux mécanismes principaux. Le premier se compose des organes de la digestion, tandis que le deuxième est formé d'un appareil dont nous avons à déterminer les fonctions. Je veux parler des poumons.

5° *Du premier mécanisme ou de la première désorgani-sation des corps introduits dans l'organisme , soit des fonctions de l'appareil digestif.* — Quelques mots seulement sur ce premier mécanisme : Avec les liquides alcalins et acides qui seront fournis par la bouche, par l'estomac, le foie, le pancréas et les intestins, les éléments de la vie organique introduits dans un corps vivant seront ramenés à un état liquide et blanc que l'on appelle Chyle : cette transformation des *ingesta* aura lieu après avoir subi diverses préparations dans les organes sus-nommés : ces préparations ont pour résultat de solubiliser purement et simplement les éléments de la nutrition sans en altérer la richesse.

Ces aliments ainsi solubilisés sont ramenés, partie à l'état de matière nutritive, du liquide blanc sus-dé-nommé, lequel par les vaisseaux lymphatiques propre-ment dits, se rend dans le réservoir de Pecquet, et de là dans le cœur droit, partie à l'état de matière stercorale laquelle est éliminée par le gros intestin.

6° *Du deuxième mécanisme ou de la deuxième désorga-nisation des corps introduits dans l'organisme, soit du rôle de l'oxygène ingéré dans l'appareil pulmonaire sur le sang du cœur droit.* — Le rôle de l'oxygène sur le sang du cœur droit, sur le sang veineux de l'artère pul-monaire, est de produire, à quelques modalités près, sur ce liquide un travail de décomposition de la même na-ture que celui qu'il opère sur des matières organiques exposées à l'air libre. Le Créateur, toujours sobre d'instru-ments nouveaux, va soumettre à une seule décomposition, non-seulement le liquide chylifère dont il vient d'être ques-tion, mais encore: 1° la plus grande partie du sang vei-neux répandu dans le corps des êtres vivants ; 2° et les produits élaborés par ceux des vaisseaux lymphatiques qui ne sont point chargés de l'absorption du bol alimentaire. Comment va se faire ce travail de décomposition ? Comment tous ces éléments variés de la nutrition vont-ils être convertis le plus possible de l'état ternaire ou quaternaire sous lesquels ils existent dans le cœur droit, à des compositions plus simples et pouvant entrer par les lois de l'assimilation dans l'organisation humaine ? La décomposition se fera sous les conditions fondamentales imposées aux corps privés de vie et abandonnés à eux-mêmes, c'est-à-dire que cette désorganisation s'opérera avec le triple concours de la chaleur, de l'air et de l'humidité. Toutefois, ce travail ultime de la destruction des *ingesta* ou aliments, se fera sous les modifications suivantes : Le corps à désagréger, le liquide mélangé de chyle, de lymphe et de sang veineux, ne sera soumis au contact de l'air dans le vaisseau qu'il contient, c'est-à-dire dans l'artère pulmonaire que par l'intermédiaire d'un diaphragme protecteur, par les bronches. De plus, cette combustion s'exercera sur un liquide en mouvement; de cette façon, le sang veineux, dans son mouvement circulatoire, subira, à la hauteur des bronches, une désorganisation ou combustion telle, qu'arrivé dans le cœur gauche, il sera seulement dépouillé d'un certain nombre de composés impropres à la nutrition: il ne sera point décomposé d'une façon absolue, comme il l'eût été à l'air libre. Avant d'aller plus loin, quelques mots sur l'entrée de l'air dans l'appareil pulmonaire.

Comment l'air plus ou moins oxygéné entre-t-il dans les poumons? Il entre par les fosses nasales, s'introduit dans les ramifications bronchiques, après avoir soulevé l'épiglotte ; puis il entre dans l'artère pulmonaire en traversant la muqueuse bronchique. Cette réception incessante d'air que l'on appelle l'inspiration, et sur le mécanisme de laquelle je n'ai pas à m'expliquer autrement ici, est suivie d'un deuxième phénomène, de l'acte de l'expiration. Par cet acte, l'économie rejette des produits aériformes qui lui seraient fort nuisibles s'ils étaient retenus, ainsi que nous aurons occasion de le dire plus tard, en faisant les inflammations de la poitrine. Revenons à notre travail de décomposition. La décomposition des produits complexes du sang en produits moins complexes dits binaires, opérés à l'aide de l'oxygène qui entre dans les poumons, sera-t-elle égale en toute saison ? Si elle est inégale, quand sera-t-elle abondante, et quand sera-t-elle faible ? Les articles suivants serviront à résoudre ces questions.

7° Des effets de l'air sur les corps vivants lorsque la température s'élève. A. Des effets de l'air introduit dans les organes respiratoires. B. Des effets de l'air qui, dans le même temps, presse de toute part, la périphérie des corps, c'est-à-dire la peau.

A. Des effets de l'air introduit dans les organes respiratoires. Quand l'air introduit dans les poumons diminue de richesse, la désorganisation des principes non assimilables contenus dans le sang diminue d'une façon proportionnelle. Au lieu de dix parties de sang comburées et réduites à l'état binaire, il y en aura huit seulement ; par suite, l'économie aura en moins deux parties de sang rouge bien réduites et pouvant servir à l'entretien de la vie.

B. Des effets de l'air qui, pendant le même temps, presse de toute part la périphérie des corps, c'est-à-dire la peau. Dans le temps où s'accomplit le phénomène vital dont nous venons de parler, c'est-à-dire la réduction, ou combustion en moins de deux parties du sang, il se passe au dehors un autre phénomène que j'appellerai également vital. Par suite d'un effet météorologique identique, par suite de la chaleur ambiante, la périphérie des corps n'a plus à lutter contre le froid qui a disparu, la dépense du calorique exigé pour cette lutte va donc diminuer. Or, l'économie faisant de la chaleur avec du sang, il lui faudra désormais moins de sang, et comme les deux phénomènes dont nous venons de parler s'accomplissent dans le même temps, il était bien naturel de les expliquer l'un par l'autre. C'est qu'en effet les deux parties de sang perdues pour l'économie à la suite de leur non-combustion, occasionnée par l'échauffement de l'air inspiré, correspondent à la calorification en moins qui va être exigée du corps humain pour lutter du côté de la peau contre le froid ambiant.

8° *Du foie. De la cause principale de la création de cet organe.* — Pourquoi le Créateur a-t-il été obligé de placer dans l'abdomen cette glande énorme que l'on appelle le foie? Je dis pourquoi le Créateur.... ? Par une raison bien simple, c'est que si grande que l'on imagine la puissance du hasard, de ce pouvoir qui pour moi, comme pour tout homme sensé, n'a que la valeur d'une chimère que l'on caresse, il ne pouvait jamais sortir l'organe de pondération que nous allons étudier. Autant vaudrait prétendre que l'homme qui invente, qui crée, qui, pour tous, se rapproche de son auteur, n'est qu'une machine mue par le même ressort, par le hasard. Cela dit, comme c'était mon droit, ou mieux, comme c'était mon devoir, pour démontrer aux diverses races humaines le lien de filiation qui les unit au Souverain Maître, je reviens à mon sujet. Nous avons dit plus haut que, par suite de l'élévation de la température dans l'air ambiant, l'économie se trouvait posséder en trop une portion de sang insuffisamment comburée, portion de sang non réduite de façon à pouvoir être assimilée, et renfermant au contraire des principes non assimilables qu'elle eût perdus en partie au moins si la chaleur n'eût pas augmenté, si l'oxygène ingérdans les poumons n'avait pas diminué de poids et de richesse. Que va devenir ce sang en trop? L'économie s'en débarrassera. Par quel mécanisme? En pratiquant une dérivation sur l'un des canaux veineux destinés à ramener le sang au cœur droit. Comment va se faire cette dérivation? La veine cave inférieure qui collecte, entre autre sang veineux, celui des principaux organes contenus dans l'abdomen va être privée d'une portion de ce sang; ainsi le sang veineux de l'estomac, de la rate, des intestins et du pancréas ne se rendra pas dans la veine cave, il se dirigera vers un tronc unique, vers la veine porte pour, de là se rendre dans le foie. Quel sera le rôle du foie à l'endroit de ce sang? Le foie va élaborer les produits liquides que lui a amenés la veine porte, les produits non comburés par suite de l'augmentation de la température, inutiles désormais dans l'économie, seront convertis en grande partie en bile, et cette bile aura encore son utilité, elle se rendra dans la vésicule du fiel pour, de là, passer par un écoulement intermittent, et selon les besoins de la digestion, dans l'intestin grêle. Tel est si bien le rôle du foie à l'endroit du sang en trop sus-mentionné, que la sécrétion biliaire dont nous venons d'expliquer la cause, diminuera quand la température se refroidira. C'est ainsi, du reste, que l'on peut se rendre compte : 1° de la sécrétion biliaire en été dans les régions tempérées; 2° et de cette sécrétion biliaire exagérée qui se fait dans les régions tropicales. Mais n'insistons pas autrement sur ces preuves que tout le monde peut vérifier, nous allons en trouver d'un nouveau genre dans les conséquences qui découlent des phénomènes physiologiques présentement exposés. Avant d'aller plus loin, j'ai besoin de rappeler que la thèse des effets de l'air sur les corps vivants soumis à une élévation de température a été posée en termes généraux, qu'elle concerne évidemment tous les êtres de la création, qui seront soumis à des changements de température, et par suite doués d'un appareil hépatique.

Ainsi, dans les pays équatoriaux et tempérés, le foie a été créé principalement afin que le règne organique sensible puisse supporter l'élévation de la température, de sorte que si dans ces régions, l'on trouvait une classe d'animaux vivant dans un milieu possédant une température toujours égale, cette classe aurait encore un foie, mais à l'état rudimentaire, et en quelque sorte pour ordre. Plus tard, en faisant les maladies de l'hiver, nous verrons si dans les pays septentrionaux, le foie y joue un rôle particulier et spécial aux régions glacées.

9° *Lois et déductions.* — Après ces enseignements indispensables, j'arrive aux déductions que l'on devait tirer des circonstances dans lesquelles le foie passait à l'état d'organe sécréteur et éliminateur de la bile. Toutefois, avant d'arriver aux déductions elles-mêmes, formulons ici les lois contenues dans les lignes qui précèdent.

Quatrième loi. « A. L'homme vit dans un corps gazeux qui l'entoure et le presse de toute part. B. A l'aide des organes respiratoires, il consomme à chaque instant une partie de ce corps, composé notamment d'oxygène. »

Cinquième loi. « L'air qui pèse sur les humains diminue de poids et de richesse : 1° quand la chaleur augmente ; 2° lorsque la couche d'air est divisée en deux ou plusieurs couches par des nuages d'interposition entre le ciel et la terre. »

Sixième loi. « De la décomposition des corps à l'air libre. Les corps privés de vie et abandonnés à l'air libre sont décomposés d'une façon absolue avec de l'air, de la chaleur et de l'humidité. Les éléments qui les constituaient rentrent dans le règne inorganique. »

Septième loi. « De la décomposition des corps introduits dans des organismes vivants. Les corps introduits à titre d'aliments dans d'autres corps doués de vie sont décomposés en deux temps. Le premier temps concerne la solubilisation de ces corps, leur réduction en chyle à l'aide de l'appareil digestif. Le deuxième temps est relatif à la réduction de ce chyle, composé de divers éléments en un nombre moindre, de façon à ce que l'assimilation soit possible. »

Huitième loi. « La réduction du chyle se fait dans l'artère pulmonaire avec les autres liquides qui se rendent dans le cœur droit, à l'aide de l'oxygène ingéré dans les bronches. »

Neuvième loi. « De la quantité d'oxygène à laquelle les poumons ont droit. La portion d'oxygène ingérée dans les bronches est proportionnelle à la combustion ou réduction sanguine qui doit être opérée dans l'artère pulmonaire »

Dixième loi. « Les nécessités de la combustion diminuent avec l'élévation de la température, tandis qu'elles augmentent à mesure que la température s'abaisse. »

Onzième loi. « Raison de la combustion. Elle est moins grande dans le temps où la température s'élève. Une portion de la masse du sang qui doit être réduite dans l'artère pulmonaire à l'aide de l'oxygène ingéré, ne l'est plus, parce qu'elle est inutile à l'économie, laquelle, en raison de l'augmentation de la chaleur, n'a plus à faire tant de dépenses pour lutter contre le froid ambiant. »

Douzième loi. « La partie de sang composée d'éléments non réduits se rend peu à peu dans le foie par la circulation veineuse abdominale, pour y être en grande partie convertie en bile, puis éliminée par l'intestin ; c'est là le rôle principal du foie. »

Déductions. Les déductions sont au nombre de trois sortes. Première sorte : L'homme a le droit et le devoir de puiser en tous temps dans l'air qu'il respire une quantité d'oxygène déterminée par les nécessités de la combustion. Lorsque cet air extérieur sera diminué d'une façon ou d'une autre, notamment parce que l'espace habité par l'homme ne sera pas assez vaste, la combustion diminuera, et les effets de cette diminution ne tarderont point à apparaître, c'est-à-dire que le sang non comburé gagnera le foie pour être converti en bile, et cela quand même l'économie aurait besoin de ce sang, d'où ma treizième loi, ainsi conçue :

Treizième loi. « Quand l'oxygène ingéré dans les poumons diminue de richesse ou de poids, parce que le milieu dans lequel l'homme vit se trouve, par une raison ou par une autre, dépouillé d'une portion de son oxygène, il se fait au détriment de l'économie, une sécrétion biliaire proportionnelle à cette déperdition. » Ex. : Le séjour dans un lieu public trop chauffé ou trop peuplé.

Deuxième sorte de déductions. Cette deuxième sorte a beaucoup de rapport avec la première ; le lecteur va en juger. Dans l'hypothèse présentement étudiée, l'homme se trouve placé au sein de la masse d'air la plus pure et la plus complète : mais, par une cause pathologique et non météorologique, l'oxygène ingéré dans les fosses nasales, le larynx et les bronches, n'est pas entièrement acquis à l'économie. Il en résulte, dans cette hypothèse comme dans la première une augmentation de sécrétion biliaire d'où ma quatorzième loi.

Quatorzième loi, ainsi conçue : « Toutes les fois que, par une cause pathologique, l'économie sera privée d'une portion de l'oxygène ingéré dans les bronches, la sécrétion biliaire augmentera au préjudice du sang dans le rapport de l'oxygène perdu. Cette loi recevra son application dans de nombreux cas, notamment chez l'ivrogne, dont les poumons sont altérés par un empoisonnement alcoolique préexistant, ainsi que chez l'individu atteint de bronchite chronique ou aiguë. »

Corollaires de la bilémie climatérique et des deux premières sortes de déductions. Les sécrétions biliaires météorologiques, et surtout les sécrétions non météorologiques, se font aux dépens d'un sang utile ; elles produisent vite l'engorgement des voies biliaires et tous les troubles qui sont la conséquence d'un ralentissement dans la marche du sang veineux de la veine porte. Ces troubles, au point de vue de l'altération de la santé sont notamment : 1° l'infection bilieuse locale et générale ; 2° l'anémie, suite de la déperdition sanguine, occasionnée par la sécrétion biliaire : 3° l'engorgement de la rate ; 4° la déglobulisation consécutive à cet engorgement : 5° et la congestion des organes abdominaux dont le sang veineux se rend plus lentement et moins complétement dans la veine porte. Avant d'aller plus loin, insistons quelque peu sur les présentes découvertes. Insistons premièrement sur cette nouvelle et importante fonction du foie, fonction toute pathologique, à savoir que cet organe sécrète de la bile avec du sang utile à l'économie, lorsque, abstraction faite de toute influence climatérique, pour une cause ou pour une autre, la dose d'oxygène à laquelle les poumons ont droit se trouve diminuée. Constatons deuxièmement, que le foie n'a pas été fait pour ces sécrétions anormales, nuisibles et continues ; s'il en eût été ainsi, il eût été créé pour cet organe des annexes semblables aux urétères, c'est-à-dire, que l'appareil hépatique eût pu éliminer sans interruption des produits incessamment sécrétés.

Troisième sorte de déductions. Après avoir démontré ci-dessus que le foie était à l'état primordial, un organe d'élimination pour le sang en excès, pour une portion du sang devenue inutile, à raison d'une lutte moindre contre le froid ambiant, après avoir déduit de cette fonction naturelle une fonction pathologique de la part de cet organe, pour tous les cas dans lesquels les poumons seraient, par une cause morbide, réduits à une combustion au-dessous de la normale, il était assez légitime de conclure que le foie aurait encore pour mission d'éliminer le sang dont l'économie aurait à se débarrasser pour un motif ou pour un autre; la première hypothèse qui se présenta à mon esprit pour une nouvelle fonction du foie, fondée sur le principe que je viens d'émettre, fut l'hypothèse des règles suspendues lorsque le travail de la conception est accompli. Que devient ce sang qui devait être éliminé si la fécondation n'avait point eu lieu? Telle est la question que je me suis faite ; ce sang doit être éliminé par le foie, telle fut ma réponse. La preuve de la justesse de mon opinion était facile à faire, il me suffisait d'interroger la première femme enceinte que je rencontrerais. C'est ce que je ne manquai pas de faire. A quelques jours donc de cette étude, je rencontrai une jeune femme que, quelque temps auparavant, j'avais soignée et guérie d'une fausse couche. Je m'empressai de lui faire cette question : Est-ce que, depuis votre nouvelle grossesse, vous ne faites point de la bile? Réponse : J'en fais de façon à en vomir tous les matins. Je ne poussai pas plus loin mon interrogatoire, et je me contentai de dire à ma cliente que son malaise se dissiperait facilement ; qu'en tout cas il n'aurait rien de grave. Était-ce là tout ce que je savais à l'endroit de cette thèse qui, elle non plus, ne manque pas de nouveauté? Non; j'avais de longue date comme matériaux en première ligne, ces nausées et vomissements du début de la grossesse, qui sont souvent les premiers signes de la conception. Sur le deuxième plan, j'avais rangé la teinte caractéristique d'un empoisonnement bilieux que l'on observe sur la figure des femmes qui viennent d'accoucher. Je m'arrête ici et ne veux pas autrement prouver ce que l'on peut vérifier chaque jour pendant la grossesse et sitôt l'accouchement à l'aide : 1° des anti-bilieux; 2° de la nature des déjections rendues; 3° et surtout du soulagement qui suit l'administration du tartre stibié ou de l'ipéca. Deuxième hypothèse : Les règles ont cessé de couler dans le temps habituel de la ménopause. Le sang se dirigera vers le foie non obstrué ni par lui-même ni par ses premières voies. Dans ces deux premières hypothèses, le sang qui n'a plus ses voies normales d'échappement, se dirige vers le foie tout aussi naturellement que lorsque devenu en excès par suite d'une augmentation de la chaleur ambiante, il gagne cet organe qui l'épurera pour en conserver une partie et en éliminer le reste par la voie que nous connaissons.

Troisième hypothèse. Quelquefois le sang des règles ne s'écoule point par ses voies naturelles. En cet état pathologique, si les voies biliaires ne sont pas engorgées, le sang des menstrues prendra cette voie pour être rejeté au dehors d'une manière intermittente soit par des vomissements, soit par l'intestin. Exemple : J'ai voyagé, il y a quelque temps, avec un industriel qui me raconta que depuis de longues années, sa femme n'avait plus ses règles; mais que tous les mois elle vomissait de la bile.

Quatrième hypothèse. Quelquefois le non-écoulement habituel, est la suppression brusque d'un flux normal ou anormal. Dans ce cas le sang est repris par le foie, surtout si les voies biliaires ne sont pas autrement obstruées. Exemple : La suppression brusque du lait ou d'un ulcère. D'où ma quinzième loi : «Lors de la cessation dans l'économie d'un écoulement sanguin ou autre, normal ou anormal, le sang destiné à cet écoulement tend à gagner le foie, et cet organe surtout, quand il n'est pas obstrué, convertit en bile la plus grande partie de ce sang.»

En résumé, les cas dans lesquels le foie fait de la bile peuvent être ramenés à quatre groupes principaux.

Premier groupe : Elévation de la température ambiante. Dans ce groupe la sécrétion est souvent nuisible, surtout dans les temps de grande chaleur. Deuxième groupe : Violation des lois de l'hygiène relative à la pureté de l'air. Ex. : Le séjour dans un lieu trop peuplé. Dans ce deuxième groupe la sécrétion est plus nuisible que dans le premier. Troisième groupe : Perte pour les bronches ou les poumons d'une portion de l'oxygène ingéré par suite d'une altération quelconque siégeant habituellement sur le trajet des organes respiratoires. Ex. : Toux chronique ou aiguë; la sécrétion biliaire dans ces cas est généralement la plus dangereuse. Quatrième groupe : Dans ce groupe, la sécrétion biliaire avec une portion de sang dont l'économie se trouve embarrassée, est le plus souvent chose assez naturelle.

Dans le n° 11 ci-après, nous reconnaîtrons une dernière source de bilémie, qui n'est plus fondée sur des causes climatériques ou non climatériques, mais sur des raisons de l'ordre des instincts. Observation terminale. Je ne veux pas quitter l'étude si intéressante à laquelle je viens de me livrer sur le foie sans faire une dernière observation concernant ses fonctions biliaires climatériques. J'ai prouvé dans le chapitre II, à l'aide des lumières du temps, à l'aide de l'analyse et de l'observation, que l'infection biliaire est la maladie essentielle du temps des chaleurs; il me reste actuellement à faire cette preuve d'une façon synthétique en mettant à profit la découverte que j'ai faite sur la raison d'être du foie. Le foie fait de la bile parce que la température s'élève, donc plus celle-ci grandira, plus l'organe hépatique fera de bile, plus la constitution sera bilieuse, plus les maladies revêtiront ce cachet. Conclusion : Les affections biliaires seront les affections essentielles du temps de végétation.

10° *Deux mots sur la rate*. — Après avoir démontré les raisons des sécrétions biliaires normales et anormales du foie, je rencontrai sur ma route et dans le cadre de mes travaux l'appareil splénique. Ce serait le cas de se demander si au sujet du dépeuplement de la flore primitive, les fonctions encore obscures de la rate n'ont pas été également aggravées. Mon opinion est que le labeur de la rate est devenu plus lourd et plus difficile par suite de la disparition successive des forêts, et que des maladies graves en ont été le résultat. Mon opinion à cet égard est fondé sur des phénomènes pathologiques nombreux; mais ce n'est pas ici le lieu d'entrer dans les développements que comporte cette intéressante question, j'ajourne donc la publication de ce problème, qui est résolu et écrit, jusqu'au moment où j'aborderai d'une façon complète l'étude de la fièvre typhoïde.

11° *Dernière cause de bilémie ou d'infection bilieuse : De l'inquiétude inhérente à l'espèce humaine*. — Comme je signale le plus exactement possible les causes physiques générales ou spéciales en vertu desquelles l'état bilieux se développe chez l'homme, je ne saurais omettre une cause d'une autre espèce que chacun a pu vérifier et qui est de notoriété publique. En effet, chacun a pu voir que son semblable paraît toujours veiller, que toujours il est inquiet, aussi a-t-on dit depuis longtemps : *Nemo sud sorte contentus*, personne n'est content de son sort. Une autre cause donc de bilémie résultera d'une élaboration incomplète des matériaux sanguins que le foie devait épurer et transformer en bile; cette cause réside dans un état d'anxiété continuelle qui abandonne rarement soit le sauvage, soit l'homme civilisé. On peut avancer d'une manière à peu près absolue que l'être, qui tient le premier rang dans le règne organique sensible, jouit peu de ce qu'il possède ; il jouit en lui-même, *in petto,* de ce qu'il possédera, il assigne à son bonheur une époque qui arrive rarement. En revanche, il vide incessamment la coupe amère emplie tour à tour de soucis nés ou à naître, fondés ou non. En menant ainsi la vie, l'homme répand incessamment dans l'appareil circulatoire des éléments bilieux que le foie n'a pu élaborer, éléments qui sous divers rapports, sont dangereux pour le mécanisme animal. Aussi les pathologistes de tous les temps ont-ils admis avec raison, un tempérament bilieux, lequel est beaucoup plus fréquent qu'on ne l'imagine. C'est qu'en effet chez tous, voire même chez les moralistes de tout ordre et de tout rang, la sensation du bonheur meurt en naissant, tandis que la sensation de la peine naît vivace et dure toujours. Concluons de ces lignes que jusqu'à ce jour, l'inquiétude qui gêne les fonctions du foie, et devient ainsi un adjuvant pour le passage des éléments de la bile dans le sang, paraît en quelque sorte de l'essence de l'humanité. En sera-t-il toujours ainsi, soit de cette infirmité, soit de tant d'autres altérations incurables jusqu'à ce jour ? Je ne le crois pas. J'examinerai ces questions capitales dans mon deuxième opuscule. Conclusion : Seizième loi. « L'homme est sujet à l'empoisonnement bilieux d'une manière à peu près continue, soit en vertu de l'esprit d'anxiété inhérent à sa nature, soit en vertu de son tempérament. »

Résumé succinct des diverses sources de bilémies, sous une forme plus générale et avec ce relief aussi intéressant qu'utile que donne toujours l'étude de la pathologie ou des troubles comparés, alors surtout que cette étude présente l'attrait irrésistible de la nouveauté. I. Sources générales. Trois sources. II. Sources spéciales (lois 13, 14 et 15). Trois sources.

I. Sources générales. Première source (loi 16) : bilémie naturelle ; elle tient à l'anxiété native des humains : cette bilémie est absolue et pèse indistinctement sur chacun en tout temps et en tout lieu. Cette source est applicable à tout le règne organique sensible, elle reste fixe chez les animaux tandis que chez les humains elle est sujette aux modifications suivantes : elle s'aggrave à mesure que les peuples vont s'altérant : elle s'amendera, au contraire, quand l'homme tendra vers la perfection. Lorsque cet âge que l'on pourra appeler l'âge d'or se fera, l'homme modifiera son aptitude originelle de manière à en profiter sans en trop souffrir : il saura bannir les craintes chimériques pour ne conserver de son anxiété native que le don d'une salutaire vigilance.

Deuxième source : bilémie climatérique de cause solaire. Elle règne dans le temps de végétation sur tous les individus qui vivent sous la même latitude ; cette bilémie est sujette à des modalités, qui sont subordonnées à la plus ou moins grande insolation des individus ; cette deuxième source régit aussi les animaux, avec cette différence que chez les classes domestiques elle s'aggrave sous l'influence des causes qui agissent sur l'humanité.

Troisième source : bilémie climatérique. Elle résulte d'un diaphragme de nuages formés entre le ciel et la terre. Cette bilémie peut exister en tout temps et en tout lieu, puisqu'en tout temps et sur tous les points du globe la lumière du firmament peut être interceptée par une agglomération de vapeur d'eau dans l'immense région des airs. Cette loi s'applique sans restriction aucune à tout le règne animal.

II. Sources spéciales. Trois sources. Première source

(loi 13) : l'oxygène ambiant, ou à inspirer, pèche parce qu'il peut être soit impur ou insuffisant, soit impur et insuffisant.

Deuxième source (loi 14) : l'oxygène ingéré dans les bronches n'est pas entièrement acquis à l'économie par suite d'une cause pathologique. Ces deux lois s'appliquent aux animaux domestiques.

Troisième source (loi 15) : le foie chargé du sang en trop, quand la température s'élève, sera encore dans diverses circonstances obligé de recevoir le sang dont l'économie semble n'avoir que faire. Cette loi régit également les animaux dans la plupart des hypothèses énumérées dans les développements auxquels cette loi a donné lieu.

12° *Ce qu'il faut retenir de ce chapitre.*

I. Le troisième chapitre devra être lu pendant longtemps, une fois au moins chaque mois.

II. Les treize lois qui s'y trouvent formulées, devront être confiées complétement à la mémoire, ainsi que les trois premières des chapitres précédents.

CHAPITRE IV

Lois relatives aux divers troubles qui entrent dans la composition des maladies régnantes. Quatre sortes de troubles. Première sorte : du trouble réel. Deuxième sorte : du trouble personnel. Énumération et étude des troubles personnels. Troisième sorte : de la fièvre représentant la somme des troubles réel et personnel. Quatrième sorte : de la maladie régnante représentée par ses signes et symptômes et la fièvre qui lui est propre.

SOMMAIRE

1° *Objet du chapitre IV.*

2° *Notions nouvelles devant servir à former le cadre des troubles qui entrent dans la composition des maladies régnantes ou autres, accompagnées de fièvre.*

3° *Notions anticipées sur les trois familles qui forment la base de ma classification.*

4° *Trouble réel, trouble général et progressif. Bilémie climatérique. Premier élément de ceux qui entrent dans la composition des maladies régnantes, ou autres, élément préexistant à la maladie régnante.*

5° *Origine de ce trouble.*

6° *Notions générales sur l'étendue de ce trouble.*

7° *Indications générales contre le trouble réel. § 1er. Indications contre le développement annuel de ce*

on rencontre le plus de sécrétions biliaires, soit des hémorrhoïdes et des vomissements quotidiens plus ou moins coërcibles (Loi 15).

23° *Conclusions sur les troubles personnels.*

24° *Troisième élément des maladies, notamment des maladies régnantes. De la fièvre laquelle représente la somme des troubles réel et personnel.*

25° *Du quatrième élément qui d'habitude entre dans la composition des maladies régnantes. Notions sommaires sur le dégagement de l'inconnue relative à l'affection de saison.*

26° *Ce qu'il faut retenir de ce chapitre.*

—

1° *Objet du chapitre IV.* — Après avoir, dans le chapitre précédent, esquissé à grands traits le cadre des affections régnantes dans les deux subdivisions qui composent le temps morbide, et démontré le trouble essentiel de ces deux saisons, avec le nom qu'il doit désormais porter, après avoir démontré le rôle d'organe auxiliaire que le foie joue par rapport aux poumons dans le mécanisme de la vie, après avoir découvert à la charge du même appareil diverses sources de sécrétions biliaires, je vais établir, dans le présent chapitre que je recommande à toute l'attention du lecteur, les lois qui désormais devront régir le diagnostic des maladies et surtout le diagnostic des maladies régnantes. Je commencerai ce travail par l'étude des deux sortes de trouble ou d'altération qui préexistent à ce que l'on appelle la maladie de saison.

2° *Notions nouvelles devant servir à former le cadre des troubles qui entrent dans la composition des maladies ré-*

gnantes, ou autres accompagnées de fièvre. — Si chacun connaissait une fluxion de poitrine, par exemple, comme il connaît la bilémie non fébrile, l'embarras gastrique pur et simple des auteurs, il guérirait la première maladie comme il guérit toujours la deuxième. Pourquoi guérit-on toujours vite et sûrement la bilémie sans fièvre ? C'est parce que c'est le trouble unique dont l'économie se trouve atteinte, et que ce trouble est parfaitement connu. Donc, pour guérir la fluxion de poitrine, comme les autres maladies qui sont curables, il suffira de connaître le ou les troubles qui pourront exister, soit dans la maladie dénommée fluxion de poitrine, soit dans les autres troubles de saison: il faudra surtout attaquer ces divers troubles dans un certain ordre, selon l'ordre de leur apparition. Cette tâche si neuve et si intéressante est celle que je me suis imposée dans ce chapitre et les suivants. Recherchons donc le ou les troubles qui peuvent coexister avec ce que d'ordinaire, on appelle la maladie. Les notions sur la réalité et le nombre des troubles que l'on peut rencontrer chez un malade peuvent seules nous mettre sur la voie du traitement à suivre, lequel sera le plus souvent fort simple, à la différence du diagnostic qui sans être autrement difficile, sera pourtant toujours complexe. Cela dit, j'arrive après le n° 3 à l'un de ces troubles morbides dont la notion sera désormais indispensable pour établir le diagnostic, et surtout pour instituer le traitement.

3° *Notions anticipées sur les trois familles qui forment la base de ma classification.* — De la classification des maladies régnantes dont l'étude est commencée dans le chapitre V. La première famille se compose de bilémie climatérique et des troubles personnels dont il va être question dans ce chapitre, troubles qui se composent habituellement d'une bilémie ou intoxication bilieuse symptômatique d'un trouble primordial, de ce trouble primordial lui-même et d'anémie.

La deuxième famille se composera, premièrement de bilémie climatérique et de troubles personnels plus ou moins nombreux et graves, et de la fièvre qui leur est inhérente; deuxièmement d'un élément pestilentiel, tel que celui des fièvres éruptives, de la fièvre typhoïde, etc., et de la fièvre propre à cet élément.

La troisième famille se composera en général, premièrement de bilémie climatérique, de troubles personnels et de la fièvre représentant la somme de ces troubles; deuxièmement d'un élément inflammatoire quelconque, tel que la pleurésie, le rhumatisme aigu, etc., et de la fièvre spéciale à cet élément.

4° Trouble réel, trouble général et progressif. Bilémie climatérique. Premier élément de ceux qui entrent dans la composition des maladies régnantes, ou autres accompagnées de fièvre, élément préexistant à la maladie régnante. — Pour aborder directement nos études sur les éléments morbides simples ou multiples qui entrent dans la composition de la maladie je partirai de la notion que nous a value le commencement du chapitre II, c'est-à-dire du trouble qui est de l'essence du temps de végétation. Ce trouble, qui va constituer le premier élément de notre diagnostic est général, avons-nous dit; il est continu et d'une intensité toujours croissante, comme la cause d'où il procède (le calorique solaire). Nous savons que ce trouble débute par le gastrisme, l'embarras gastrique des auteurs, l'infection bilieuse. Si ce trouble de l'essence du temps morbide, si la bilémie, pour l'appeler par son nom nouveau, est générale dans le printemps et l'été, elle existe donc toujours chez tous, bien qu'à des degrés divers. Ainsi, le premier venu étant donné dans la période de l'année qui nous occupe, sans que nous ayons besoin de l'interroger, sans être médecin, nous pouvons dire qu'il est atteint de bilémie ou d'infection bilieuse.

5° Origine de ce trouble. — Le trouble réel, la bilémie climatérique, s'est fait peu à peu ainsi que nous le savons déjà, par la disparition successive de la flore terrestre. En effet, dans les temps primitifs l'oxygène n'était pas dilué pour l'homme, lequel était abrité de la chaleur par un ciel véritable de verdure, et puisait dans la respiration du règne végétal autant d'oxygène qu'il lui en fallait. Donc, dans cette première période de l'histoire des humains, le temps de végétation n'était pas un temps d'intoxication bilieuse. La petite portion de bile qui se formait dans le foie était indispensable, puisqu'elle était formée avec du sang complétement inutile et servait elle-même dans une certaine mesure à l'acte de la digestion intestinale ; mais à mesure que les sociétés humaines se sont formées, les forêts ont diminué d'étendue, et c'est ainsi que d'une façon insensible, l'homme s'est grévé sous les zones chaudes et tempérées d'un empoisonnement bilieux annuel qui commence avec les diverses phases de la végétation pour s'arrêter avec elles.

6° Notions générales sur l'étendue de ce trouble. — A mesure que le temps de végétation marche, les voies biliaires s'engorgent d'une façon variable dans les diverses classes des sociétés humaines ; cette obstruction, nous le savons, se fait le plus souvent pour ne pas dire toujours, au détriment du sang, et entre autres troubles mentionnés à la fin du troisième chapitre, nous voyons la rate déverser moins facilement ses produits dans la veine porte, se congestionner peu à peu, et réparer incomplétement les globules du sang ; ainsi infection bilieuse et anémie d'une part, engorgement de la rate et déglobulisation, d'une autre, voilà, en termes généraux, le cadre aussi réduit que possible des désordres engendrés par le trouble réel. Ce trouble forme dans le temps morbide, c'est-à-dire dans le temps de végétation, l'un des quatre éléments qui servent à composer le diagnostic, l'un des principaux auxquels il faudra remédier dès le début des soins à donner au malade, et avant toute indication relative au quatrième élément, lequel nous le savons, porte le nom de maladie régnante. Nous appelons cet élément nouveau du diagnostic trouble réel, parce qu'il est absolu et qu'il s'applique indistinctement, quoique à des degrés variables, à tous ceux qui vivent dans la même saison et sous la même latitude : nous le qualifions de progressif, parce qu'il a une marche toujours croissante comme celle du thermomètre pendant toute la durée du temps morbide (printemps-été). Après cette définition, j'arrive à des détails destinés à compléter le classement de ce trouble dans le cadre des affections régnantes, soit du temps de végétation, soit du temps d'arrêt de la végétation.

Dans le temps de végétation, la bilémie climatérique fait partie de toutes les affections régnantes ou non : en outre, par sa marche constante et son adjonction à un ou plusieurs des troubles personnels dont il sera ci-après parlé, elle constitue l'une des trois familles en lesquelles nous divisons la pathologie des maladies régnantes. Dans le temps d'arrêt de la végétation, la bilémie climatérique qui doit s'éteindre peu à peu avec des gelées et des frimas suffisamment rigoureux, joue encore un rôle important sur lequel j'insisterai suffisamment en faisant les affections régnantes du temps de réparation.

Conclusion. Le trouble réel est fort important ; il était utile de le signaler et de le mettre dans tout son jour, parce qu'il constitue la maladie du temps, d'une longue période, d'une période annuelle, de la saison de végétation, de la saison des chaleurs. Il se fait en été et s'éteint en hiver : il sert ainsi à diviser l'année en deux temps : temps des chaleurs, temps des froidures.

Quelques mots encore sur le trouble réel ou la bilémie climatérique. L'essence du trouble réel est d'être actuel, quotidien, continu et croissant pendant toute la durée du temps de végétation. Avec ces caractères il est manifeste, répétons-le, que l'on rencontrera toujours ce trouble dans toutes les maladies régnantes ou autres de la première période de l'année (printemps-été), et comme ce trouble est une intoxication avec des conséquences plus ou moins nombreuses et graves sur lesquelles nous avons déjà appelé l'attention du lecteur, il est évident qu'il devra toujours être remédié à cet empoisonnement ainsi qu'à ses suites.

7° *Indications générales contre le trouble réel.*

§ 1er. Indications contre le développement annuel de ce trouble. § 2. Indications contre le développement originel dudit trouble.

§ 1er. Indications contre le développement annuel de ce trouble. I. Indications avant la maladie régnante. II. Indications pendant la maladie régnante.

I. Les indications contre le trouble réel avant la maladie régnante sont simples et seront facilement confiées à la mémoire de tous ; ce sont les anti-bilieux avec leurs variétés et leurs modes d'administration. Je me borne à consigner ici l'anti-bilieux par excellence, savoir : 0,075 milligr. de tartre stibié, à prendre le matin à jeun, en une fois, dans un verre d'eau sucrée ; cette dose, qui est celle de l'adulte, sera diminuée pour l'adolescent et la première enfance. Afin d'éviter des répétitions, je renvoie sur ce sujet à la première variété de la première famille (chapitre V).

II. Indications contre le trouble réel lors de l'apparition

de la maladie régnante. Que ce trouble soit seul, ou ce qui arrive le plus souvent, qu'il soit aggravé d'un ou de plusieurs des troubles personnels dont il va être parlé, je me contente d'indiquer les anti-bilieux sus-mentionnés d'une part et le fébrifuge par excellence, le quinquina de l'autre. De cette deuxième indication, également facile à retenir, je me contenterai de donner ici une seule formule , celle qui m'a rendu le plus de services, savoir : Huit pilules de 0,10 centigr. de sulfate de quinine, à prendre dans la journée, deux de quatre heures en quatre heures à compter de six heures du matin. Je ferai la même observation que ci-dessus pour les doses décroissantes, appropriées aux divers temps de la minorité. Pour de plus amples développements qui seraient ici complétement prématurés, je renvoie, ainsi que je l'ai fait plus haut, au chapitre V, première famille, première variété.

§ 2. Indications contre le développement originel du trouble dont il s'agit. Je terminerai le sujet fort intéressant que je désigne sous le nom de trouble réel, par une indication relative à la genèse même de ce trouble. Sous la rubrique : «Origine du trouble réel,» j'ai mentionné ci-dessus le déboisement progressif du globe comme la cause première de la bilémie climatérique qui m'occupe en ce moment. Est-ce à dire que pour détruire ce trouble essentiel du temps de végétation, je veuille revenir à la flore primordiale et rétablir, dans toute sa sauvagerie, la première et longue enfance de l'homme? Loin de moi une pareille pensée ; toutefois, il importe de reconnaître l'utilité de la sylve des premiers temps, de la conserver ou de la rétablir dans des limites compatibles avec les nécessités de l'agriculture. Enfin, je dirais aux citadins et à tous autres qu'il sera toujours utile de passer sous la feuillée les loisirs de la vie.

8° Trouble personnel ou deuxième élément de ceux qui

entrent dans la composition des maladies régnantes, ou autres accompagnées de fièvre. Élément préexistant à la maladie régnante. — Je commencerai l'étude de ce deuxième élément, c'est-à-dire du trouble personnel, en déclarant que les deux troubles réel et personnel constituent pour moi les bases fondamentales du diagnostic, les premières notions qu'il faille connaître pour savoir les premières indications à remplir. Plus tard et quand il en sera temps, je réduirai à sa véritable valeur le quatrième élément du diagnostic, c'est-à-dire la maladie régnante, soit les bilémies fébriles, les pestilences et les inflammations : seulement, par anticipation, je peux dire ici que la lutte contre les deux troubles introduits présentement dans le cadre du diagnostic, ainsi que les indications relatives à la fièvre de début, suffiront souvent, pour ne pas dire toujours, à assurer vite le rétablissement de la santé, sans que l'on ait à se préoccuper autrement du quatrième élément morbide, du trouble de saison. Sous le mérite de cette courte digression qui pour le moins a le mérite de la nouveauté, je reviens au trouble personnel.

Pour procéder par ordre dans la composition du diagnostic, je dois consigner avec grand soin en cet endroit de mon travail une série, malheureusement trop longue, de troubles morbides que j'appellerai personnels. Le trouble dont s'agit frappe toujours, nous le savons, un individu déjà atteint de bilémie climatérique, c'est-à-dire du trouble réel qui fait l'objet du numéro précédent. Ce nouveau trouble va imprimer une aptitude morbide nouvelle à l'organisme humain chargé dès lors, et avant toute maladie, de deux troubles au moins. Je dis de deux troubles au moins, car nous verrons bientôt, en énumérant les troubles personnels, que sur un même individu, ils pourront être à l'état simple ou à l'état multiple.

9° *Définition du trouble personnel. Première esquisse de ce trouble.* — Le trouble personnel peut être défini : la différence qui existe entre l'être bien portant et celui qui ne jouit pas de ces avantages. Cette différence doit être appréciable, tangible et à la portée de tous : de plus entre autres altérations, elle doit produire un trouble quotidien et continu qui comportera et réclamera toujours sa ou ses indications, soit avant l'apparition de la maladie régnante, à titre de prophylaxie, soit dès le début de la maladie : le trouble quotidien sera de la bilémie, de l'anémie, du ralentissement dans le cours de la veine porte, de l'engorgement de la rate, de la déglobulisation : ce trouble quotidien si complexe sera engendré par des causes sur lesquelles nous nous expliquerons bientôt, en faisant la classification des troubles personnels.

10° *Importance du trouble personnel.* — Le trouble personnel a l'importance d'un trouble efficient. Tout le monde, avons-nous dit, est atteint du trouble réel dans le cours du temps de végétation. Or, tout le monde n'est point malade dans ce laps de temps, donc, il faut un trouble nouveau à côté du trouble réel pour faire une maladie de saison : cette deuxième altération dans la santé, c'est le trouble personnel. Ainsi, d'une manière à peu près absolue, on peut dire : sans trouble personnel pas de maladie régnante. Exemple : la variole qui atteint l'ivrogne ne le frapperait point ou le frapperait très-légèrement s'il n'était porteur du trouble personnel ivrognerie. Dans le cadre des maladies régnantes, le trouble personnel occupe donc un rang élevé, il entre dans le diagnostic des maladies : c'est contre lui et contre la bilémie climatérique qu'il faut lutter dès les premières heures de l'affection, c'est-à-dire dès le début de la fièvre, si l'on veut guérir le malade vite et sûrement.

Dans le cadre des maladies chroniques qui ont en général leur période d'augment et d'évolution dans le temps des froidures, le trouble personnel, en tant qu'il se compose des deux altérations bilémie non climatérique et anémie, entre encore pour une large part dans le traitement. C'est, en effet, en remédiant vite à ce trouble, quand les maladies chroniques tendront à se manifester, que l'on parviendra à calmer les accidents qui seraient en voie de se produire. Ainsi, en deux mots, le trouble personnel est d'une grande importance, soit par la bilémie non climatérique qui le compose le plus souvent, soit par l'anémie qui la suit, soit par la déglobulisation qui est la conséquence d'un état congestionnel de la rate, soit enfin par les désordres primordiaux qui ont engendré cette bilémie non climatérique.

11° *Différence entre le trouble réel et le trouble personnel.* — Le trouble réel se répare en hiver puisqu'il s'agit d'une bilémie climatérique. Le trouble personnel au contraire ne se répare ni en hiver ni en été. Les désordres quotidiens : bilémie, anémie et refroidissement, qui sont les fruits de la maladie chronique, sont, ainsi que cela vient d'être dit, plus graves en hiver qu'en été à cause du froid ambiant qui exige, dans la saison froide, plus de sang et de chaleur que dans le temps où la végétation accomplit ses diverses phases. Quoi qu'il en soit de cette différence, il est vrai de dire qu'en tout temps le trouble personnel détruit chaque jour une partie des éléments destinés à la calorification de l'individu.

12° *Indications générales contre le trouble personnel.*

§ 1ᵉʳ. Indications avant la maladie régnante. § 2. Indications pendant la maladie régnante.

§ 1ᵉʳ. Indications avant la maladie régnante. Premièrement : contre les désordres quotidiens occasionnés par le trouble personnel avant la maladie régnante, il faut employer : 1° les anti-bilieux : 2° les toniques. Deuxièmement et d'une façon consécutive, contre les désordres primordiaux, il faudra recourir aux indications appropriées à chaque organe atteint dans sa trame et ses fonctions ; ainsi, chez l'ivrogne, il faudra traiter le foie et les voies biliaires pendant un certain temps, il faudra également traiter les autres organes qui offriraient des lésions, tels que les poumons, le cœur, le cerveau, etc..... Je n'insiste pas autrement sur cette troisième partie du traitement, laquelle est un peu en dehors de notre sujet.

§ 2. Indications pendant la maladie régnante. 1° Il faudra administrer en premier lieu, comme ci-dessus, les antibilieux que l'on ne craindra pas de répéter une ou deux fois, ainsi que cela m'est arrivé chez Mme Chevalot atteinte de pleuro-pneumonie et du trouble personnel bronchite chronique (Chapitre Ier). Dans ce cas, les anti-bilieux ont été administrés trois fois, à quelques jours d'intervalle. Cette indication de la répétition des anti-bilieux existera toutes les fois que la bilémie non climatérique simple ou surtout multiple, fera partie des altérations constitutives du trouble personnel qui forme, nous le savons, le deuxième élément du diagnostic. Il est bien entendu que cette première indication des anti-bilieux se confond avec la première indication de la bilémie climatérique ; 2° il faudra traiter la fièvre par le sulfate de quinine pour deux raisons : la première, c'est que le double empoisonnement bilieux, climatérique et symptômatique a fini par engorger les premières voies biliaires, puis entre autres organes abdominaux, l'appareil splénique ; la deuxième raison, c'est que la guérison suit l'administration du médicament employé contre les engorgements de la rate. Ce qui prouve, d'une façon péremptoire, qu'au début la fièvre est notamment sous l'influence du double empoisonnement bilieux, c'est-à-dire des deux premiers éléments du diagnostic :

trouble réel et trouble personnel, c'est que la guérison complète ou à peu près complète du sujet suit toujours cette deuxième indication, à ce point qu'après l'administration du quinquina, il suffira de tonifier le malade par le vin et le bouillon gras pour le rendre rapidement à ses travaux ou à l'état préexistant à sa maladie.

13° *Division et classification des troubles personnels. Premièrement. Première section.* — Sous le bénéfice des notions qui précèdent sur la réalité et l'importance des divers troubles personnels qui pèsent sur l'humanité, je passe à l'étude spéciale de ces troubles, c'est-à-dire, à l'étude du deuxième élément du diagnostic que je considère, je le répète, comme le plus important de tous les troubles qui entrent dans la composition de la maladie. Cette deuxième sorte d'altération dans la santé est généralement aussi facile à reconnaître qu'à traiter ; elle se compose le plus souvent de bilémie non climatérique d'une part, et des troubles primordiaux qui ont engendré cette même bilémie d'une autre. La bilémie ou l'infection bilieuse non climatérique, envisagée dans son sens le plus absolu, est tellement répandue dans le cadre tout entier de la nosologie, que nous la retrouverons même à l'état aigu et en quelque sorte incorporée dans la maladie régnante, exemple : Le croup, dans lequel l'infection bilieuse apparaît et se développe avec la fausse membrane. Mais n'anticipons pas sur cette nouvelle espèce de bilémie qui sera traitée dans le chapitre V.

Classification. Les troubles personnels sont divisés en deux grandes sections. Première section. La première section comprend les classes dans lesquelles nous rencontrons de la bilémie non climatérique. La deuxième section comprend les classes dans lesquelles il existe de l'anémie et du refroidissement.

Plan de nos études sur les troubles personnels. Premiè-

rement, nous ferons la nomenclature des troubles composant la première section. Deuxièmement, nous ferons également la nomenclature des divers chefs qui constituent notre deuxième section. Troisièmement enfin, nous étudierons, à titre de spécimen, les groupes spéciaux les plus importants et les plus usités parmi les troubles personnels.

Premièrement. Première section. Les classes dans lesquelles il existe de la bilémie non climatérique sont, ainsi que nous l'a appris le chapitre III, *in fine*, au nombre de quatre, lesquelles forment les paragraphes suivants :

§ 1er. Altération de l'air respiré. Loi 13.

§ 2. Diminution de l'air inspiré. Loi **14**.

§ 3. Elimination par le foie d'une portion de sang dont l'économie n'a que faire. Loi 15.

§ 4. Anxiété native. Loi 16.

§ 1er. Ce paragraphe est régi par la loi 13 qui est ainsi conçue : « Quand l'oxygène ingéré dans les poumons diminue de richesse et de poids, par une violation des lois de l'hygiène, la sécrétion biliaire augmente. » Ex. : Le séjour dans un lieu public ou autre trop chauffé ou trop peuplé. La bilémie dont il s'agit résulte, soit :

I. D'une dilution trop grande dans l'air des lieux habités; cette dilution provient d'une trop grande chaleur artificielle, émanant notamment :

1° Des calorifères et des becs de gaz.

2° Des individus en excès dans une aire donnée de terrain.

II. D'une insuffisance de l'air par suite du trop grand nombre de personnes dans un lieu clos, privé ou public.

III. D'un mélange avec l'air intérieur provenant soit :
1° de corps aériformes normaux, mais en excès ; 2° de gaz hétérogènes pesant les uns et les autres autant ou plus

que l'air destiné à la respiration. Après ces courts détails sur cette première subdivision du premier de nos paragraphes, je passe à l'étude du deuxième.

§ 2. Ce paragraphe est régi par la loi 14 ainsi conçue : « Toutes les fois que par une cause pathologique et non météorologique l'oxygène ingéré dans les fosses nasales et le larynx, ne sera pas entièrement acquis à l'économie, la sécrétion biliaire augmentera. » Cette loi reçoit son application chez l'ivrogne dont les poumons sont altérés par un empoisonnement alcoolique préexistant, ainsi que chez l'individu atteint de bronchite aiguë ou chronique. L'empoisonnement bilieux qui fait l'objet de ce deuxième paragraphe, résulte :

I. D'une affection chronique des bronches et des poumons.

II. Des tumeurs de toute nature qui siégent soit dans tout le parcours de l'appareil respiratoire à partir des fosses nasales, soit dans les autres parties du thorax. Exemple : Les couches adipeuses que l'on rencontre du reste dans la plupart des appareils, notamment chez les gens obèses, pléthoriques et goutteux, les exudats inflammatoires et les fausses membranes.

III. De tout rétrécissement des mêmes organes, congénital, acquis, virulent, organique ou accidentel, tenant à d'autres causes que celles ci-dessus énumérées.

IV. De toute affection qui a pour résultat la compression des organes situés dans la cavité thoracique.

V. Des tumeurs normales ou anormales de l'abdomen qui tendent à refouler et à comprimer les organes thoraciques. Exemple : La grossesse, l'hydropisie et les tumeurs ovariques.

Après cette énumération de la pluralité des sources de la bilémie symptômatique d'un trouble primordial de longue durée, je dois dire d'une part qu'il me serait impossible de faire une étude spéciale des nombreuses espèces qui sont régies par notre quatorzième loi, d'une autre, qu'une étude particulière des premiers groupes spéciaux, c'est-à-dire de la puerpéralité, de l'ivrognerie et de la bronchite chronique, suffira à éclairer d'une manière à peu près complète notre deuxième paragraphe, par cette raison que les trois catégories que nous venons de mentionner en sont détachées.

§ 3. Régi par la loi 15. Cette loi est ainsi conçue : « Quand l'économie doit écouler une portion de sang par une voie qui lui est fermée, elle s'en débarrasse habituellement par le foie, qui fabrique de la bile avec ce sang, lequel à un titre quelconque devait être éliminé. » Suivent les quatre hypothèses. Première hypothèse : hypothèse anormale : cessation des règles pendant la gestation. Deuxième hypothèse : cessation des règles à l'âge critique. Troisième hypothèse : élimination des règles non plus par l'utérus, mais par le foie. Quatrième hypothèse : suppression brusque d'un écoulement normal ou anormal (suppression brusque du lait ou d'un ulcère).

§ 4. Régi par le statut concernant l'anxiété native et les émotions (loi 16). J'ai peu de chose à ajouter ici sur ce que j'ai dit ci-dessus relativement à cette tendance innée chez l'homme de faire de la bile à propos de tout. Cette sécrétion biliaire d'ordre instinctif mérite l'attention du clinicien, car dans le cadre des troubles dont un malade se trouve atteint, il faudra le plus souvent réserver une place pour une sécrétion biliaire causée, sinon par le tempérament, au moins par sa maladie.

14° *Deuxièmement. Deuxième section. De l'altération du sang et de la molécule organique. Du refroidissement consécutif à ces états morbides. Observations préliminaires. —*

Le sang est altéré en quantité et en qualité, l'individu atteint d'hémorrhagie grave est anémique, il pèche par du sang en moins ; l'individu qui perd du liquide spermatique en excès, a du sang privé de spermatozoaires, impropre surtout au travail de la digestion, il pèche par du sang de qualité inférieure ; enfin, l'être atteint d'une diathèse quelconque possède une molécule organique viciée ; par suite le sang, ainsi que les divers éléments anatomiques qui entrent dans l'économie se trouvent également viciés : ce sont des êtres éminemment refroidis qui, entre autres aptitudes morbides, possèdent celle de contracter plus facilement et plus gravement que d'autres la plupart des maladies de saison. Après ce court exposé sur la viciation qui nous occupe, je passe à la longue série des êtres dont le sang est altéré.

Vingtième loi : « Est altéré dans son sang et refroidi, 1° l'adulte qui dans son enfance n'a eu qu'une nourriture anormale et non réparatrice ; 2° le convalescent à la suite d'une maladie grave et longue ; 3° celui qui a éprouvé des pertes sanguines purulentes ou génitales d'une certaine intensité ; 4° celui qui a subi des sécrétions exagérées ; 5° le chloro-anémique. »

Vingt et unième loi : « Est altéré dans son sang et refroidi celui qui est exposé au développement et à l'entretien d'une fonction continue ou temporaire. » Exemple : le développement de la nubilité chez l'adolescent, le développement de la sécrétion lactée chez la jeune mère.

Vingt-deuxième loi : « Est altéré dans son sang et refroidi celui qui est atteint de maladies aiguës ou chroniques, médicales ou chirurgicales, de solutions de continuité internes ou externes. » Exemple de solution de continuité interne : le cancer ulcéré de l'estomac, la plaie de la membrane interne de l'utérus récemment délivré.

Vingt-troisième loi : « Sont altérés dans leur sang et refroidis les individus atteints d'une diathèse. Parmi ces altérations congénitales, je compte surtout les suivantes : 1° le tempérament bilieux ; 2° le tempérament scrofuleux ; 3° la syphilis ; 4° la dartre ; 5° le rhumatisme ; 6° le cancer ; 7° la phthysie ; 8° l'érotisme ou l'affinité exagérée des sexes. »

Vingt-quatrième loi : « Sont altérés dans leur sang et surtout dans celui qui sert aux fonctions digestives les spermatorrhéiques. »

Vingt-cinquième loi : « Sont altérés dans leur sang et refroidis les produits d'une union entre parents trop rapprochés comme celle de cousin germain, d'oncle ou de tante. »

Vingt-sixième loi : « Sont altérés dans leur sang et refroidis les êtres conçus de gens trop jeunes ou trop vieux ou disproportionnés par l'âge. »

Appendice aux deux sections, ou de l'union de ces deux sections. Nous avons dit que les troubles personnels de la première section se trouveraient aggravés par leur multiplicité, il importe en ce moment d'examiner l'aggravation résultant de la réunion des deux sections, cette aggravation est considérable. Dans la première section, nous avons exposé la nature et l'étendue de troubles personnels généralement inconnus, ce sont des déductions fort simples des lois 13, 14, 15 et 16. Dans la deuxième section, les troubles personnels sont également faciles à connaître, ils sont notoires. Chacun sait, par exemple, que le convalescent d'une maladie grave est rarement épargné par l'*influenza* régnante. Cela dit sur le développement de nos deux sections, alors qu'elles sont isolées, passons à leur union. Commençons par dire que souvent les deux sections seront réunies. En premier lieu, en ce qui concerne les lois 13 et 16, relatives à l'impureté de l'air ambiant et au trouble de l'organe hépatique, résultant de l'inquiétude innée chez les humains ; ces lois planent et pèsent sur la plupart des classes de la société ; donc les troubles de la deuxième section seront le plus souvent unis aux lois 13 et 16 de la première. En deuxième lieu, relativement à la gestation et à l'enfance, n'est-il pas évident que lorsqu'il s'agira de diathèse, ces groupes importants de notre première section seront toujours aggravés par la deuxième ? Deux mots sur ces troubles. A. De l'enfant. C'est le plus souvent à cet âge que se règle le compte des diathèses, est-il né phthysique ? Que la coqueluche, par exemple, survienne, et bientôt la scène finale s'accomplira, l'enfant succombera à la phthysie, peu de temps après avoir contracté la coqueluche. B. De la femme en état de gestation. Il est établi, par les travaux de mes devanciers et par les miens, que la grossesse hâte l'évolution tuberculeuse.

Démonstration. C'est par application de ce principe, à savoir : que l'union des diathèses aux bilémies climatétériques ou autres est une cause d'aggravation des maladies que, dans ces dernières années (1870-1871), des mortalités très-rapides et fort inexpliquées ont eu lieu dans diverses contrées de l'Europe. Pour éclairer ce sujet si grave et si intéressant, je vais citer en termes concis les deux exemples suivants : Premier exemple. Un homme, jeune encore, mais né avec une molécule organique viciée, contracte la variole au commencement de cette année ; il succombe rapidement à cette affection qui avait promptement revêtu le caractère hémorrhagique. Quels étaient les troubles personnels du *de cujus* ? Il avait perdu deux frères et une sœur de la phthysie ; de plus il avait du sperme en moins, de l'alcool et de la bile en trop. Deuxième exemple. Un homme plus jeune est atteint, il y a à peine un mois,

de la même maladie (mai 1871) ; il succombe rapidement
de la même façon. Quels étaient ses troubles personnels ?
Il était petit-fils d'un cancéreux , sa molécule organique
était donc viciée tout à la fois de la diathèse cancéreuse et
phthysique. En effet, on sait par les travaux de M. le docteur Burdel de Vierzon et les miens, que le cancéreux fait
des tuberculeux. Selon moi, cette tuberculisation se présente généralement dans le deuxième degré. Ainsi, le fils
du cancéreux fait des enfants qui sont exposés à succomber
à la phthysie. Il y avait donc de l'aptitude à la phthysie
dans la molécule organique de ce jeune homme , en outre
quelques années auparavant, l'une de ses nièces avait succombé à la tuberculisation cérébrale. Enfin la bilémie, avec
ses diverses variétés et ses conséquences, faisait partie dans
ce second cas comme dans le premier, de la série des troubles personnels existants. Plus tard, en faisant la variole,
nous verrons aussi complétement que possible les causes
qui mènent à la variole hémorrhagique, ainsi que les
moyens de s'en préserver.

Troisièmement. Des groupes spéciaux les plus importants et les plus usités parmi les troubles personnels. Ces
groupes se composent : 1° de la femme en état puerpéral ;
2° de l'ivrogne ; 3° des êtres atteints de bronchite chronique
ou subaiguë ; 4° des âges extrêmes de la vie ; 5° de l'anémie résultant d'un travail insuffisamment réparé ; 6° des
êtres qui font du tissu adipeux en excès ; 7° des êtres qui
ont à éliminer du sang dont l'économie se trouve embarrassée, par suite de la cessation d'un écoulement normal
ou anormal, sanguin ou autre (loi 15).

15° *Premier groupe spécial. De la femme en état de
puerpéralité.* — Comme on le voit, je commence l'étude des
groupes spéciaux par l'un des plus importants, au double
point de vue de la fréquence et de la gravité.

§ 1er. Considérations préliminaires.

§ 2. Troubles personnels.

§ 3. Notions générales sur le traitement de ces troubles.

§ 1er. Considérations préliminaires. L'acte de la gestation n'est pas seulement un acte de spoliation fécond en troubles fonctionnels et de tissus ; dans ce travail complexe de dédoublement, la circulation s'accélère, des désordres nombreux ont lieu dans l'appareil digestif, et des perversions variées peuvent éclater dans tout le système nerveux, de manière à produire des folies passagères, voire même des aliénations durables. L'état sanitaire qui suit immédiatement la délivrance abonde encore en dangers plus répétés et plus redoutables. Qu'il me suffise de mentionner dans les premières heures de la maternité, l'apparition possible de la fièvre puerpérale, si terrible par sa rapide diffusion dans les milieux ambiants, plus terrible encore par la mortalité qui frappe trop fréquemment la jeune mère.

§ 2. Troubles personnels. Les troubles qui résultent de la gestation et des suites de couches sont tangibles, si je peux m'exprimer ainsi, ils sont nombreux et de facile démonstration. Pour ne rien omettre dans ce groupe important, je procéderai avec un ordre qui sera utile pour les autres groupes. Voyons d'abord les troubles personnels résultant de la première section et concernant les bilémies non climatériques ou symptômatiques.

Premier trouble. Ce premier trouble est une application de la loi 13 relative, on le sait, à l'altération de l'air ambiant; en effet il arrive, sinon toujours, au moins fréquemment que le milieu dans lequel vit la femme en état puerpéral, et surtout la femme pauvre récemment accouchée, est vicié par des causes multiples et graves. En faisant le deuxième trouble, je rappellerai les altérations et les dangers de la bilémie non climatérique.

Deuxième trouble. Ce deuxième trouble constitue l'une des applications de la loi 14. En vertu de cette loi, la perte pour l'économie d'une portion de l'air inspiré, par une cause pathologique quelconque, est une raison de sécrétion biliaire en excès. Or la femme enceinte, surtout dans les derniers temps de la gestation, perd une portion de l'oxygène inspiré par des raisons que nous allons dire, donc elle fera sûrement de la bile de ce chef. Pourquoi la femme enceinte fait-elle de la bile et augmente-t-elle ainsi d'une nouvelle unité le coëfficient de l'infection bilieuse préexistante? Dans les dernières phases de la grossesse, les poumons sont refoulés par le produit fœtal. Les tuyaux bronchiques perdent temporairement de leur calibre et de leur longueur habituels ; par suite de cette diminution dans la capacité des bronches, une portion de l'oxygène inspiré est rejetté par l'expiration, et il passe dans le torrent circulatoire une portion plus considérable de sang incomplétement comburé ou réduit. La conséquence de cette infection bilieuse à laquelle est exposée la femme en état de gestation, c'est, 1° de convertir en bile une portion assez notable du sang, portion dont la femme a pourtant grand besoin pour le développement du produit de la conception; 2° d'accumuler de la bile dans le foie ainsi que dans les voies biliaires; 3° de ne plus permettre aux organes qui se déversent dans le foie par la veine porte, une décharge aussi complète de leur sang veineux, d'où il s'ensuit d'autres troubles, notamment la congestion et l'obstruction de la rate et par suite l'altération, puis l'interruption des fonctions remplies par cet appareil; 4° d'appauvrir, en le diminuant, le liquide réparateur, le sang, par la conversion sus-mentionnée de ce liquide en bile ou produits destinés à l'élimination.

Troisième trouble personnel. Ce troisième trouble forme

l'un des cas prévus par la loi 15. Il s'agit dans ce trouble d'une sécrétion biliaire qui a lieu dans les premiers temps de la grossesse. Quelle est la raison de cette sécrétion ? Je me suis déjà expliqué sur ce point dans le chapitre III, n° 9. Néanmoins je veux revenir ici en quelques mots, sur ce sujet qui me paraît aussi intéressant qu'il est nouveau : le sang des règles devient inutile dès que l'acte de la reproduction est accompli, l'économie doit donc en être débarrassée. Quel est l'organe qui sera chargé de cette nouvelle élimination? Ce sera encore le foie, ce sang lui arrivera peu à peu par la veine porte et il en fera de la bile, laquelle pourra être éliminée par une double voie, par les intestins et par la bouche ; dans ce dernier mode, l'élimination se fait à l'aide de vomissements plus ou moins répétés qui commencent dès les premiers temps de la conception, et se terminent quelquefois par la mort du sujet, ou l'expulsion du fœtus. Si les critiques ne sont pas contents de ces explications que je ne saurais donner plus longuement sous peine d'entraver indéfiniment la marche de mon sujet, je leur dirai : le fait d'une sécrétion biliaire exagérée existe dans les premiers temps de la grossesse ; le phénomène peut être toujours et facilement prouvé, il suffit d'interroger dans ce sens la femme qui vient de concevoir. Ce point étant acquis, expliquez-le, comme bon vous semblera, je m'en rapporte à votre sagesse.

Quatrième trouble personnel. Ce quatrième trouble beaucoup plus fréquent qu'on ne le pense, est une application de la loi 16, relative à l'inquiétude perpétuelle dans laquelle vivent les humains. En effet, leur anxiété native a grandi avec la plupart de leurs idées. C'est ainsi qu'après avoir créé la propriété et ses diverses modifications, les peuples sont devenus rapidement les esclaves de leur invention, laquelle est pourtant chose indispensable dans une société, si peu civilisée qu'elle soit. Mais laissons là ce sujet que nous aurons l'occasion de reprendre dans un autre opuscule avec les développements qu'il comporte, et revenons au trouble personnel qui nous occupe. On a vu dans la famille romaine la décroissance du nombre des enfants coïncider avec la crainte d'une diminution dans le chiffre du patrimoine. Ce qui s'est passé chez les Romains marchant vers leur décadence, se passera au sein des nations modernes, à mesure qu'elles graviteront vers leur disparition ; c'est pourquoi, dans le temps où nous vivons, la jeune mère augmentera ses inquiétudes habituelles de l'inquiétude d'avoir conçu. De ce quatrième chef, elle sera donc encore sujette à l'intoxication bilieuse. Terminons sur ce point en disant que ce quatrième chef comporte une triple division. La femme en état de puerpéralité sera exposée à la bilémie dont s'agit, 1° en sa qualité de créature humaine inquiète dès sa naissance ; 2° en sa qualité de mère soucieuse d'avoir conçu ; 3° en sa qualité de malade chagrine de sa maladie.

Deuxième section. Après avoir passé en revue les quatre espèces de bilémies non climatériques, qui tombent sous l'application des lois 13, 14, 15 et 16, arrivons aux troubles personnels prévus dans la section 2 de notre classification. Je diviserai cette deuxième section en deux parties. Première partie : des troubles pendant la gestation. Deuxième partie : des troubles postérieurs à la délivrance.

Première partie. Des troubles pendant la gestation : I. de l'anémie ; II. de l'albuminurie ; III. des névroses.

I. De l'anémie. L'anémie, chez la femme en état de puerpéralité, reconnaît diverses causes. Je passe celles qui sont la conséquence des bilémies symptômatiques susmentionnées, et j'arrive à un genre d'anémie de la plus haute gravité. Afin de nourrir l'embryon, la femme prend une partie du sang dont elle disposait auparavant pour l'entretien exclusif de ses divers appareils. Cette distraction notable au profit du produit de la conception, opère une perte sanguine considérable, quotidienne et continue. Cette perte, dans laquelle il faut compter surtout la dépense que nécessite le système osseux du fœtus, concourt chaque jour à la production d'une anémie de plus en plus grave.

II. De l'albuminurie. L'une des conséquences de l'empoisonnement biliaire, de la spoliation progressive que nous venons de signaler, de l'anémie qui en résulte et des diathèses existantes, c'est de produire une altération du sang telle qu'il survient après un certain laps de temps chez certaines femmes en état de puerpéralité, de l'albuminurie, laquelle produit le plus souvent des désordres dont il va être parlé.

III. Des névroses. L'albuminurie dont il vient d'être question, s'aggrave peu à peu et produit chez des personnes qui en sont atteintes des névroses redoutables telles que l'éclampsie, qui précède accompagne et suit l'accouchement.

Deuxième partie. Des troubles postérieurs à la délivrance. I. Traumatisme utérin. II. Sécrétion lactée. La femme qui a accompli l'acte de la délivrance est exposée à des altérations de tissus et de fonctions qui lui sont spéciales; parmi ces troubles, je citerai le traumatisme utérin, les lochies et la fièvre de lait ; lesdits troubles sont le plus souvent aidés dans leurs manifestations morbides par l'infection bilieuse et les autres perturbations mentionnées à propos de l'albuminurie. Voilà le lot de la femme en état de puerpéralité, lot qui s'aggrave encore alors que les troubles personnels énumérés dans nos deux sections s'accumulent et se réunissent sur la tête d'une même personne. Mais empressons-nous de le dire, la plupart de ces troubles sont faciles à reconnaître, et il est généralement facile d'y remédier lorsque la médication préventive a commencé avant la grossesse.

Observation terminale sur le nombre et la réunion possible des troubles personnels énumérés dans notre classification. Après chaque étude de nos sept groupes spéciaux, il sera toujours utile de passer rapidement en revue, 1° les quatre sortes de bilémies symptômatiques résultant de la première section de notre classification ; 2° et les causes d'anémie et de refroidissement, qui font l'objet de la deuxième ; 3° et l'appendice qui suit ces deux sections. Enfin, faut-il ajouter que le récollement aura lieu en vue des indications qui pourraient en surgir ? Cela dit, j'arrive à des notions sommaires sur le traitement des troubles personnels dont se trouve atteinte la femme en état de puerpéralité.

§ 3. Notions générales sur le traitement de ce trouble. A. Traitement du trouble personnel avant l'apparition de la maladie régnante dans le temps de végétation. Il s'agit sous ce 1° d'une sorte de prophylaxie à l'aide de laquelle la femme qui se trouve en état de puerpéralité, peut s'abriter longtemps à l'avance contre les dangers de la plupart des maladies régnantes. Pour jouir de cette immunité, la femme qui se trouve en état de puerpéralité doit remédier vers le début du temps de végétation, en avril par exemple, au trouble réel, ainsi qu'aux troubles personnels dont les premières indications sont à peu près identiques ; tout d'abord il faut employer les anti-bilieux ci-dessus mentionnés, notamment le tartre stibié à la dose de 0,075 milligr. à prendre le matin à jeun, en une fois dans un verre d'eau sucrée ; 2° et le lendemain de cette première indication, il faut lutter contre les déperditions sanguines par la bonne nourriture ; 3° il faut encore lutter d'une part contre l'anémie et d'une autre contre la déglobulisation par des dragées d'iodure de fer de Gilles, au nombre de deux par jour, à prendre avant les deux principaux repas. Cette troisième indication ne recevrait son application que dans le cas où la débilité de la femme serait assez notable. Quatrième indication. La femme devra surtout faire usage d'une bonne hygiène. Ainsi elle devra habiter une chambre saine, bien aérée et bien exposée.

B. Traitement du trouble personnel quand la femme, en état puerpéral, est atteinte d'une maladie régnante dans le temps de végétation. A quel trouble doit-il être remédié parmi ceux qui composent les troubles personnels coexistants chez la femme enceinte ou récemment accouchée? Il doit être remédié aux troubles quotidiens et continus comme on remédie au trouble réel, bilémie climatérique, qui lui aussi est un trouble quotidien et continu. Ainsi il faut, comme ci-dessus, lutter : 1° contre l'intoxication bilieuse qui se fait chaque jour aux dépens de la masse du sang ; les indications sur ce point, qui sont les premières auxquelles on devra recourir, sont remplies à l'aide d'un des médicaments suivants : Tartre stibié, 0,075 milligr., à prendre le matin à jeun, en une fois dans un verre d'eau sucrée; ou sulfate de soude 32 gr., à prendre le matin à jeun, en deux fois dans deux verres d'eau sucrée à dix minutes d'intervalle; ou huile de ricin, 20 gr., à prendre le matin à jeun dans une tasse de bouillon à l'oseille ou de veau ; ou calomel à la vapeur, 0,60 centigr., à prendre le soir deux heures après le repas, en une fois dans une cuillerée de lait ou un peu de miel. On emploiera de préférence le tartre stibié mentionné en première ligne, on y recourra une, deux ou trois fois selon les circonstances, c'est-à-dire selon les sources plus ou moins nombreuses de bilémies diverses dont la malade peut être atteinte; 2° il faut lutter contre l'élément fébrile annoncé par le pouls, par le remède spécifique, c'est-à-dire par le sulfate de quinine : ainsi le lendemain des anti-bilieux, on administrera le sulfate de quinine à la dose de 1,20 centigr. pour deux jours, soit 6 pilules de 10 centigr. de sel chacune, dans les 24 heures, deux de 8 heures en 8 heures ; 3° dans le même temps où l'on commencera le sulfate de quinine, on devra déjà lutter contre la spoliation sanguine opérée, soit à faire de la bile, soit à nourrir le fœtus. Cette lutte se fera à l'aide de bouillon de poulet et de limonade vineuse dans la proportion suivante : Eau 3/4, vin 1/4, le tout tiède et sucré. Ce régime tonique ira en augmentant, et le meilleur guide sera une amélioration graduelle dans l'état de la malade ; 4° la soif sera combattue par des boissons rafraîchissantes telles que la limonade cuite au citron ; 5° enfin, lorsqu'il s'agira d'une femme récemment accouchée, la malade prendra, pendant quelques jours, quatre gouttes de teinture d'iode, deux gouttes avant midi dans un demi-verre de tisane, deux gouttes après midi de la même façon.

Donnerai-je des raisons pour prouver qu'après avoir rempli les indications ci-dessus, il ne restera rien ou peu de choses, soit de la maladie de saison, soit des troubles puerpéraux ? Je m'en garderai bien, puisque la guérison obtenue devra toujours être une raison péremptoire pour le plus savant des critiques. Seulement, afin de montrer ici combien cette tâche sera facile et à la portée de tous, je me ferai à nouveau un devoir de dire, que les signes et symptômes auxquels il a été remédié sont tous préexistants à la maladie régnante, ils étaient tous visibles depuis longtemps, soit la bilémie symptômatique, soit tout autre trouble personnel, la fièvre elle-même qui date de l'affection de saison est la somme de tous les troubles personnels préexistants, elle est notamment la conséquence de l'intoxication bilieuse, de l'anémie qui en est la suite, de l'engorgement de la rate, de la déglobulisation, toutes choses depuis long-temps connues, surtout l'intoxication bilieuse et l'appauvrissement du sang.

C. Traitement du trouble personnel quand la maladie régnante éclate dans un pays habité par une femme en état puerpéral, alors que celle-ci n'est pas encore atteinte par le fléau épidémique. Si la maladie régnante est susceptible d'occasionner de graves dangers, on éloignera du foyer pestilentiel la femme enceinte ou récemment accouchée, dans le cas où cela serait praticable. En cette hypothèse, on combattra les troubles existants, A par les cholagogues sus-mentionnés, B par le fébrifuge par excellence, selon le mode prescrit plus haut, c'est-à-dire 60 centigrammes de sulfate de quinine pendant deux jours, et cela alors même qu'il n'existerait point de fièvre, si l'on se trouvait dans la saison des chaleurs, C par la bonne nourriture et le fer sus-préconisé en cas d'anémie, D enfin par une bonne hygiène.

Nature du trouble personnel, état puerpéral. Tout trouble personnel se compose, en première ligne d'un trouble ou d'une cause primordiale laquelle peut n'être suivie que d'altérations consécutives, quotidiennes, progressives et continues, telles que la bilémie et l'anémie. Ces diverses sortes d'altérations consécutives ont lieu, par exemple, dans la grossesse. D'autres fois, la cause primordiale est elle-même un trouble, c'est l'alcoolisme de l'ivrogne, que dis-je? Ce sont, à côté et comme produits de l'alcoolisme, des désordres organiques multiples et graves qui sont autant de nouveaux troubles primordiaux. En effet, à leur tour, ils vont constituer ces altérations quotidiennes et continues qui sont de l'essence du trouble personnel; mais n'anticipons pas sur le trouble ivrognerie. Ici, l'origine du trouble personnel est de cause naturelle, l'acte de la conception est indispensable pour la continuation de l'espèce humaine, et cependant les altérations qui vont se développer à la suite de cet acte si légitime, constitueront des troubles graves de la plus haute importance, troubles qui compromettront souvent la vie, surtout quand ils coïncideront avec certaines maladies régnantes. Exemples : la variole, la suette, la fièvre typhoïde ou le choléra asiatique.

Considération d'ordre public. Le trouble, état puerpéral composant un élément actif dans le développement et la marche des épidémies, tout le monde a intérêt à secourir dans la limite du possible la femme enceinte ou récemment accouchée. Je convie donc à cette noble tâche les gouvernements, les philanthropes et les classes aisées. Chacun, comme je le démontrerai plus tard, a dans les termes de sa puissance, un intérêt presque immédiat à soulager dans ses souffrances la femme qui a conçu.

16° *Deuxième groupe spécial. Du trouble personnel résultant de l'ivrognerie.*

§ 1. Considérations préliminaires. § 2. Troubles personnels. § 3. Notions générales sur le traitement de ces troubles.

§ 1er. Considérations préliminaires. En prenant les troubles personnels à peu près dans leur ordre de gravité, je dois parler sans plus de retard du vice ivrognerie, trop répandu soit parmi les barbares, soit parmi les nations civilisées. Je me contenterai, comme preuve du danger que court la grande famille des ivrognes, de dire que le choléra qui a régné dans les diverses parties du globe depuis 1865, a le plus souvent fait son entrée dans les villes et les communes par la demeure des gens adonnés à la boisson, lesquels il a taillés d'estoc et de taille. Nous verrons plus tard les moyens à employer contre cette dégradation de l'espèce humaine, laquelle, selon moi, en tout temps et surtout en temps d'épidémie, s'élève à la hauteur d'une véritable plaie sociale et mérite l'attention des gouvernements aussi bien que l'incurie et la saleté fanatiques des pèlerins de l'Orient. — Conclusion. Dans le temps des chaleurs, l'ivrogne sera plus souvent et plus dangereusement malade que l'homme qui observe les lois de la sobriété.

§ 2. Trouble personnel. Pour ce groupe, comme pour le groupe précédent, nous n'avons point à expliquer l'aptitude morbide dont s'agit, par cette locution qui déplaît tant à l'école de Paris : défaut de résistance vitale ; nos raisons, que nous donnerons ici et plus bas, ne déplairont pas davantage à l'école de Montpellier, l'ivrogne, en effet, est un malade, chez lui les voies biliaires et le foie sont depuis longtemps troublés dans leurs fonctions et leurs tissus ; l'économie tout entière est saturée de produits biliaires, les poumons sont depuis longtemps altérés. Il y a donc là, comme pour la femme enceinte, autre chose que des raisons purement spéculatives, pour expliquer le motif en vertu duquel de deux individus en plein foyer de suette, de choléra, de fièvre typhoïde, l'ivrogne sera très-souvent mortellement atteint, tandis que le deuxième sera au contraire légèrement éprouvé.

Preuves des troubles existants chez l'ivrogne. Premier genre de preuves. Les signes et symptômes qui prouvent que l'ivrogne est atteint non-seulement du trouble bilémique annuel, dénommé bilémie climatérique, mais encore d'une bilémie générale qui remonte à la naissance de sa déplorable passion, résultent de la couleur des conjonctives toujours teintées en jaune, de l'enduit saburral de la langue, de la couleur rougeâtre et pointillée des bords du même organe, ainsi que de la perte d'appétit. Enfin le trouble décélé par la symptômatologie qui précède est péremptoirement démontré par les déjections que produisent les anti-bilieux.

Deuxième genre de preuves et première sorte de trouble personnel. Par une application de notre quatorzième loi, à savoir que la diminution de l'oxygène introduit dans l'économie par les bronches et l'artère pulmonaire est une cause de sécrétion biliaire, l'ivrogne qui perd une portion de l'oxygène inspiré par suite du mauvais état des organes thoraciques, fait de la bile en vertu de son titre d'ivrogne ; en effet, indépendamment des altérations que l'on trouve dans de nombreux appareils tels que le foie, le cœur et le cerveau, il est établi depuis longtemps par l'anatomie pathologique que les poumons des êtres alcoolisés sont vite congestionnés ; par suite de ce trouble les bronches et les poumons perdent de leur capacité et de leur étendue, d'où il résulte une introduction moindre de l'oxygène inspiré dans les appareils de la respiration et de la circulation : la conséquence de cette diminution de l'air introduit dans la trachée c'est de produire une perte notable de sang, lequel, incomplétement réduit par une oxygénation insuffisante, est éliminé sous forme de bile par les voies biliaires et conduit rapidement le partisan de Bacchus à une infection bilieuse locale et générale ; la résultante de cette infection c'est : 1° l'anémie et le refroidissement ; 2° le ralentissement du cours de la veine porte, et comme conséquence, l'engorgement de ses divers affluents qui sont notamment l'estomac, les intestins et la rate, laquelle va remplir incomplétement ses diverses fonctions, notamment celle relative à la réparation des globules.

Deuxième sorte de trouble personnel. Cette deuxième

sorte résulte encore du trouble primordial et des troubles organiques dont il sera bientôt parlé ; elle se compose de névrose et d'albuminurie, deux genres d'affections fort rebelles et graves, comme nul ne l'ignore.

Troisième sorte de trouble personnel. C'est le trouble primordial, le trouble générateur, l'alcoolisme, trouble qui croît avec le temps à ce point que le vice ivrognerie s'élève à sa plus haute puissance, aboutit comme nous le savons, à la combustion spontanée.

Quatrième et dernière sorte de trouble personnel. Elle se compose d'altérations organiques multiples et d'une extrême gravité. En effet, il est de notoriété que chez l'ivrogne, les poumons, le cœur, le cerveau, etc., se prennent après une certaine durée de l'empoisonnement alcoolique et ils se prennent de manière à toujours conduire le malade vers une fin prématurée.

Aggravation de ces divers troubles. Elle résulte de la coexistence d'un ou de plusieurs des troubles personnels énumérés dans notre classification. La déduction de cette coexistence, lors de la survenance d'une maladie de saison, c'est le pronostic le plus grave possible.

Revenons rapidement sur une altération organique, sur l'altération des poumons chez l'ivrogne. Entre les nombreuses preuves que j'ai de cette allégation, je cite la pre   ère qui me tombe sous la main, c'est-à-dire un excellent article de M. le docteur Favre, médecin de l'Hôtel-Dieu de Marseille, article que je voudrais reproduire en entier, mais la nécessité d'aller vite, de ne point trop m'éloigner de mon but, m'oblige à une courte citation de ce travail intéressant, que l'on peut lire dans la *Gazette des Hôpitaux* du 22 octobre 1868 : « Un organe qui contribue puissamment » à l'élimination de l'alcool et que cette substance traverse » presque nécessairement dès qu'elle est introduite dans

» l'économie, c'est le poumon. Aussi que se passe-t-il dans
» le poumon des alcoolisés? Bien des phénomènes qu'il est
» utile de connaître, d'apprécier ; c'est d'abord une conges-
» tion. Elle occupe de préférence le bord postérieur et
» la base de l'organe : flasque, peu aéré, plus mou et plus
» friable que d'ordinaire, le parenchyme pulmonaire est
» alors d'une coloration brunâtre qui disparaît à peine par
» le lavage et il devient quelquefois, comme l'a fait remar-
» quer M. Lancereaux, le siége d'une infiltration hémor-
» rhagique. La dyspnée, un sentiment de constriction tho-
» racique, quelquefois de la toux et de l'expectoration
» muco ou séro-sanguinolente, la diminution du murmure
» vésiculaire, des râles sous-crépitants ou sibilants,
» tantôt isolés, tantôt réunis, tels sont les signes que l'on
» rencontre dans cette affection. »

§ 3. Notions générales sur le traitement de ce trouble.
A. Traitement du trouble personnel quand l'ivrogne est
atteint d'une maladie régnante. B. Traitement du trouble
personnel avant l'apparition de la maladie régnante.
C. Traitement du trouble personnel quand la maladie régnante éclate dans un pays habité par un ivrogne.

A. Traitement du trouble personnel quand l'ivrogne est
atteint d'une maladie régnante. C'est ici surtout que nous
devons nous faire la question suivante : A quelle altération
doit-il être remedié parmi celles qui composent le trouble
personnel ivrognerie? Dans cette hypothèse, comme dans
celle de la femme en état puerpéral, il faut remédier le
plus vite possible aux troubles quotidiens continus et pro-
gressifs qui résultent de l'hypersécrétion biliaire. Chez
l'ivrogne comme chez la femme enceinte, le trouble réel et
le trouble personnel se confondent dans leur sécrétion
biliaire en excès : il faudra donc, premièrement et de toute
nécessité, placer à la tête des indications, en cas de ma-

ladies régnantes chez un ivrogne, les anti-bilieux sus-
mentionnés. Voir, pour cette indication, les médicaments
formulés dans la première partie du traitement relative au
trouble personnel, état puerpéral, sous les chiffres 1, 2, 3 et
4 du § 3 relatif au traitement. Deuxièmement. Si ces indications remplies, la maladie continuait chez l'ivrogne, il
faudrait distinguer les signes et symptômes de la maladie
régnante des signes et symptômes concernant les maladies
propres à l'ivrognerie. En effet, si après les indications ci-
dessus formulées, il restait encore quelques traces de la
maladie régnante, c'est que l'un ou plusieurs des appareils
sus-mentionnés, qui sont atteints chez l'ivrogne, seraient
eux-mêmes plus malades que d'habitude. Dans cette hypothèse de la non-guérison de l'ivrogne après les indications
premières, que faudra-t-il donc faire? Bien que ce sujet ne
soit pas précisément celui que je traite, je n'hésite pas à entrer dans quelques détails pour satisfaire le lecteur. Il faudra d'abord examiner avec soin les organes atteints, soit le
foie, les poumons, le cœur, le cerveau, etc..., et remédier
au trouble qui serait reconnu ; la maladie régnante, s'il en
restait des traces, ne disparaîtra qu'à ce prix. En second lieu,
il faudra tenir compte des accidents consécutifs de la maladie régnante elle-même : je m'expliquerai sur ce deuxième
point quand je ferai chacune des maladies régnantes en
particulier. Quel sera le plus souvent la médication à employer chez l'ivrogne pour lutter contre les troubles organiques mentionnés plus haut? Fréquemment le foie sera
engorgé, il faudra donc employer les médicaments
cholagogues, puis, quelques jours après, dès en commen-
çant appliquer sur le foie un vésicatoire volant camphré et suffisamment grand, de 12 centimètres de diamètre
au moins. Si le poumon se trouvait pris on recourrait à la
même médication, c'est-à-dire à un anti-bilieux suivi d'un

vésicatoire *loco dolente* sur le lieu malade. Dans l'hypothèse d'une affection du côté du cœur, même traitement
anti-bilieux et vésicatoire de même dimension au-dessous
de la mamelle gauche, et de plus infusion de digitale en
feuille, un gramme pour un litre, trois verres par jour.
Comme je n'ai pas le dessein de tracer ici, d'une façon
complète, le traitement à diriger contre les organes atteints
par suite de l'ivrognerie, je continue mon sujet, et
laisse pour le moment de côté la question de savoir à
quelle époque de la saturation alcoolique, sous quelles latitudes et dans quelles limites, il serait sage de recourir aux
alcooliques eux-mêmes pour guérir les maladies engendrées
par cette intoxication.

B. Du trouble personnel avant l'apparition de la maladie régnante. Lorsque l'ivrogne, suffisamment affecté par
les signes et symptômes des maladies nombreuses et
graves dont il est redevable à l'alcoolisme se décidera à se
traiter, il devra d'abord renoncer à sa fatale passion, si cela
est encore possible ; dans cette hypothèse favorable, mais
malheureusement rare, le malade devra commencer par un
anti-bilieux énergique, soit 0,10 centigr. de tartre stibié, à
prendre le matin à jeun, en une fois, dans un verre d'eau
sucrée. Cinq jours après il devra s'appliquer sur le foie,
c'est-à-dire sur le ventre du côté droit, à partir des dernières fausses côtes, un vésicatoire volant camphré de
12 centimètres de diamètre ; cet emplâtre sera posé le soir,
et laissé quinze heures ; on le lèvera sans entamer la peau,
on pansera pendant trois jours avec du papier gris huilé,
le régime à suivre sera assez tonique, mais plus d'alcool
ou très peu. En outre, le malade prendra pendant un mois
trois pastilles de Vichy par jour. Un mois après le premier
vomitif, on en administrera un second, un mois après
le premier vésicatoire, on en appliquera un deuxième sur

la même région, et pendant les quatre à cinq mois qui
suivront, le malade sera traité ainsi : le 1ᵉʳ du mois, par
exemple, par un anti-bileux, et le 15 par un vésicatoire.
Après l'amélioration obtenue à l'aide de cette médication
fort simple, le malade se gardera de son ancienne passion,
car s'il lui arrivait de retomber dans sa première faute, il
courrait cette fois le risque de sa vie ; il succomberait le
plus souvent à une hydropisie consécutive, à une affection
de cœur ; ce qui est arrivé récemment à un ivrogne de
premier ordre que j'avais si bien guéri selon lui, qu'il se
croyait un nouveau personnage capable d'affronter pour
la deuxième fois les dangers d'une intoxication alcoolique.

J'ai tracé les lignes qui précèdent parce qu'elles s'appliquent non-seulement à l'ivrogne passé à l'état chronique,
mais encore au groupe des êtres adipeux dont il sera ci-
après parlé, parce qu'enfin, en traitant le foie obstrué de
l'ivrogne, je remédie pour la première fois à l'une des
manifestations les plus graves d'une affection de longue
durée que j'appelle la bilémie chronique.

Nature de ce trouble personnel. Ici, le trouble primordial est un empoisonnement par l'alcool, c'est l'assouvisse-
ment d'une passion nuisible, laquelle mène toujours à une
fin honteuse et prématurée. Autant donc la femme enceinte
mérite d'intérêt, autant de défaveur semble s'attacher à ce
malheureux. En effet, il ruine sa santé, plonge les siens
dans la misère et nuit à tous en offrant aux diverses affections épidémiques un aliment de choix qui leur sert d'entretien et d'étape dans leur course dévastatrice au sein des
populations.

C. Traitement du trouble personnel quand la maladie
régnante éclate dans un pays habité par un ou par des
ivrognes. Lors de l'apparition d'une ou de plusieurs épidémies, il faudra faire disparaître l'ivrogne ; il sera indispen-

sable d'en débarrasser le champ des fléaux. Pour atteindre
ce but, il faudra le mettre là où les épidémies ne passent
point, car nous savons que l'ivrogne est un de ces êtres
privilégiés sur lesquels les affections pestilentielles s'abattent de préférence, comme si elles avaient hâte d'en purger
le sol ou les sociétés. Les mesures que je préconise sont
d'autant plus indispensables, que dans cette lutte de l'épidémie contre le buveur, nous trouvons engagée la famille
de ce dernier, la famille du voisinage, et surtout les portions intéressantes de ces mêmes groupes que l'on appelle
la première enfance, et la femme en état de gestation.

Considération d'ordre public. Le trouble ivrognerie
formant un élément actif dans le développement et la
marche des affections épidémiques, il est de l'intérêt de
tous d'en purger le sol; donc les gouvernements devront
tout faire pour couper le mal dans sa racine. De cette manière, ils fermeront une des voies qui conduisent l'homme
à la dégénérescence, ils tariront peu à peu la misère et
l'immoralité qui sont les tristes apanages du bouge hanté
par l'ivrogne: enfin, par ces mesures que je considère
comme obligatoires pour les Etats, on diminuera la mortalité dans le temps des épidémies.

17° *Troisième groupe spécial. De la bronchite chronique
ou subaiguë.* — Avant d'aborder ce sujet d'un immense
intérêt, nous allons présenter le cadre de la bronchite, envisagée dans son sens le plus étendu. Elle se divise en deux
parties suffisamment distinctes.

Première partie: De la bronchite chronique et subaiguë.

Deuxième partie. De la bronchite aiguë.

Première partie. De la bronchite chronique et subaiguë :
elle se subdivise à son tour en quatre paragraphes qui sont:
§ 1er. De la bronchite ordinaire. § 2. De la bronchite des

asthmatiques. § 3. De la bronchite des catarrheux. § 4. De la bronchite subaiguë ou chronique des phthysiques.

Deuxième partie. De la bronchite aiguë ; elle se subdivise en cinq paragraphes. § 1ᵉʳ. De la bronchite aiguë ordinaire. § 2. De la bronchite capillaire des enfants. § 3. Du croup. § 4. De la coqueluche. § 5. De la grippe.

Notions générales sur la bronchite. Dans toutes les variétés qui composent les deux grandes divisions de la bronchite, il se fait dans le foie, aux dépens et au grand détriment du sang, une hypersécrétion biliaire anormale et conséquemment non climatérique. Les résultats principaux de cette hypersécrétion nous sont connus; ainsi, au point de vue de l'anatomie pathologique, nous rappellerons en termes concis, les désordres habituels : ce sont l'empoisonnement bilieux local et général, l'engorgement des voies biliaires et de la rate, l'anémie et la déglobulisation. Au point de vue du traitement, nous répéterons qu'il faut lutter vite contre tous ces troubles par les antibilieux, le quinquina et les toniques. Cette lutte a lieu en deux temps bien distincts, soit avant l'apparition de la maladie régnante sous forme de prophylaxie, soit lorsque la maladie régnante a éclaté. Ces enseignements sommaires rappelés sur la bronchite en général, nous allons détacher de notre sujet et laisser de côté tout ce qui est relatif à la bronchite aiguë. En effet, nous nous occupons en ce moment des troubles personnels constitutifs du deuxième élément du diagnostic, troubles connus et préexistants à la maladie régnante, tandis que la bronchite aiguë, envisagée comme sécrétion biliaire anormale, fait elle-même partie de la maladie régnante, c'est-à-dire du quatrième élément du diagnostic, élément dont il sera question à la fin du présent chapitre. Revenons donc à la bronchite qui n'est pas aiguë.

De la bronchite chronique ou subaiguë. La bronchite dont il va être question constitue la maladie la plus fréquente et la plus grave. La plupart des variétés qui la composent sont fort rebelles, pour ne pas dire incurables : elle en compte une surtout qui est la plus dangereuse entre toutes, c'est la toux qui précède la phthysie ; c'est la toux qui conduit à ce fléau redoutable, lequel va toujours s'aggravant, de sorte que s'il était possible d'enrayer, sinon toujours, du moins souvent la toux des poitrinaires, on diminuerait d'autant le chiffre de la mortalité. On sait, en effet, que l'aboutissant de la phthysie, dont le chiffre va toujours en augmentant, c'est la mort : je dis la mort, car les quelques exceptions que l'on pourra noter ne feront que confirmer la règle.

§ 1er. De la bronchite ordinaire.

§ 2. De la bronchite des asthmatiques.

§ 3. De la bronchite des catarrheux.

Je passe ces trois paragraphes pour arriver immédiatement au quatrième, dans lequel j'indique d'ailleurs les parties communes aux quatre variétés et les parties spéciales à la toux des phthysiques.

§ 4. De la toux des phthysiques. I. Troubles personnels. II. Indications générales. Solution gommeuse stibiée (0,10 pour 100) contre la première toux des phthysiques.

I. Troubles personnels. A. Troubles quotidiens continus. B. Trouble primordial.

A. Troubles quotidiens continus. Ces troubles sont connus, infection bilieuse locale et générale, congestion des organes qui se déversent dans la veine porte, anémie et déglobulisation consécutives.

B. Touble primordial. Le trouble primordial se compose, d'une part, de l'altération progressive de la muqueuse bronchique qui laisse de moins en moins entrer l'air inspiré et sortir l'air expiré; d'une autre, des désordres qui ont lieu dans les poumons, par suite d'une combustion de plus en plus insuffisante, et de la rétention des produits dont l'économie devrait être débarrassée par la voie de l'expiration. Ces désordres bronchiques et pulmonaires sont proportionnés à la gravité du ou des troubles personnels existants. En effet, on sait que diverses diathèses ou maladies chroniques aboutissent à la phthysie après des transformations successives. Ainsi, la scrofule non guérie dans la minorité d'un individu, peut sous l'influence d'un refroidissement continu, s'aggraver pendant la majorité et présenter dans la région sous-maxillaire par exemple, des ganglions ulcérés qui sont des tumeurs cancéreuses. C'est ce que j'ai observé diverses fois, notamment chez un tisseur qui strumeux dans son enfance, aggrava son état dans la période de la virilité, en travaillant constamment dans les caves ou sous-sol. Après le cancer vient le tubercule. Cette vérité a été démontrée dans le même temps à l'aide d'observations indiscutables par M. le docteur Burdel de Vierzon, et par moi (Voir le *Bulletin de la Société médicale de l'Aisne*, année 1869). Enfin, la résultante d'autres affections bien connues, c'est encore le tubercule, donc, quand la toux chronique existera, soit chez un scrofuleux, soit chez un cancéreux, soit chez un individu né de parents phthysiques, etc., ce sera un trouble personnel grave dont il faudra toujours se défier et croire avec le peuple qu'il n'y a rien de plus mauvais qu'un rhume négligé.

II. Indications générales. Solution gommeuse stibiée (0,10 pour 100) contre la première toux des phthysiques. Il faut remédier en premier lieu, le plus vite possible, 1° aux troubles qui résultent de l'infection bilieuse locale ou à distance, par les anti-bilieux employés comme je le dirai bientôt; 2° à l'engorgement de la rate par le moyen spécifique, c'est-à-dire par le sulfate de quinine ; 3° à l'anémie par une alimentation tonique; 4° à la déglobulisation par le fer ; 5° aux désordres du côté des intestins et du cerveau par les moyens appropriés, ci-après indiqués.

Détails relatifs à la thérapeutique. 1° Les anti-bilieux seront donnés de manière à ne pas affaiblir les sujets qui seraient trop débilités ; dans ce cas le tartre stibié sera formulé comme suit : tartre stibié, 10 centigr., eau gommeuse édulcorée, soit avec du sirop de gomme, soit avec du sucre ordinaire, 100 gram. : en prendre deux cuillerées à bouche par jour entre les repas. Cinq jours après la fin de cette solution, il en sera fait et pris une semblable. 2° Le sulfate de quinine sera pris en pilules de 10 centigr. de sel, à la dose de six pilules pendant le jour. Deux pilules de quatre en quatre heures. Le lendemain, cette dose sera renouvelée. Le sulfate de quinine sera pris après la première potion anti-bilieuse. L'anémie sera combattue dès le deuxième ou le troisième jour à l'aide de bouillons gras légers et de limonade vineuse tiède et sucrée. Commencer par 1/4 vin et 3/4 eau. Cette nourriture tonique sera augmentée progressivement. 4° Contre la déglobulisation on emploiera les préparations martiales, notamment les dragées d'iodure de fer de Gilles, à la dose de trois par jour avant les trois principaux repas. 5° Contre les désordres du côté des intestins et du cerveau, on luttera si cela est nécessaire, c'est-à-dire, s'il y a de la diarrhée ou de la constipation, soit par le purgatif salin suivant : sulfate de soude, 32 gr. à prendre le matin à jeun en deux fois dans deux verres d'eau tiède et sucrée, à dix minutes d'intervalle (la limonade Rogé pourra remplacer ce purgatif); soit par le calomel pris le soir dans une cuillerée à café de miel. Il faut remédier en second lieu aux inflammations diverses qui résultent de la bronchite primitive.

Ainsi de temps en temps, si la toux chronique persiste après les médicaments ci-dessus mentionnés, il faudra appliquer des vésicatoires volants sur le thorax, dans les endroits qui seront indiqués par la percussion et surtout par l'auscultation. Ces vésicatoires, d'une dimension de douze à treize centimètres, seront camphrés et laissés de douze à quinze heures ; on percera l'ampoule emplie de sérosité dans la partie la plus déclive avec un instrument quelconque, soit avec des pointes de ciseaux. Afin d'éviter des douleurs inutiles, on n'enlèvera pas la peau, on pansera pendant trois jours avec du papier gris huilé. Ces vésicatoires seront, s'il le faut, renouvelés de temps en temps. Cette nécessité sera démontrée par la percussion et l'auscultation, par le pouls ainsi que par l'état général du sujet. En résumé, dans cette affection à laquelle j'assigne un grand caractère de gravité, on fera usage, dans l'ordre suivant, des anti-bilieux, du quinquina, des toniques, des dragées de Gilles et des vésicatoires volants; puis on reviendra de temps en temps à la solution gommeuse sus-formulée. Le résultat de cette solution c'est de remédier à la bilémie générale et de débarrasser les voies biliaires de la bile que la toux y accumule sans cesse.

18° *Quatrième groupe spécial. Des âges extrêmes de la vie.* — Première section : de l'enfance. Deuxième section : de la vieillesse.

Première section : trouble personnel résultant de l'enfance. Ce trouble inhérent à la première période de la vie comporte lui-même une triple division. Première division : de la première enfance. Deuxième division : de l'accroissement trop rapide au cours de l'adolescence. Troisième division : de la nubilité chez la jeune fille.

Première division : de la première enfance. A. Considérations préliminaires. **B. Troubles personnels. C. Notions** générales sur le traitement de ce trouble.

A. Considérations préliminaires. Il est de notoriété que l'enfance paye aux maladies régnantes un tribut fort lourd. Tantôt c'est le croup, tantôt ce sont les fièvres éruptives, la fièvre typhoïde, etc... qui viennent décimer le premier âge. Enfin, pour citer un dernier exemple, la grippe, si souvent bénigne pour l'homme qui se trouve dans les conditions ordinaires de la santé, est souvent fatale à la première enfance. Cette différence entre l'adulte bien portant et l'enfant tient à des causes multiples que nous nommerons troubles personnels, et dans le détail desquels nous entrons immédiatement.

B. Troubles personnels. Nous partagerons ces troubles multiples et graves en sept paragraphes. § 1er. De l'acclimatation. § 2. De l'impossibilité dans laquelle se trouve la première enfance de faire le calorique qui résulte de la marche. § 3. De l'accroissement de l'être. § 4. De la lutte contre les diathèses de toutes espèces connues ou inconnues dans le temps ou hors le temps de leur évolution (loi 23). § 5. Des causes qui tombent sous l'application des lois 13 et 14. § 6. Du défaut de sperme dans le sang des jeunes êtres. § 7. De diverses autres causes susceptibles de produire du refroidissement et de l'anémie.

§ 1er. **De l'acclimatation.** Nous allons recourir aux lois de l'acclimatation pour expliquer l'une des causes du refroidissement, auquel l'enfant est sujet à son entrée dans la vie. Il existe plusieurs sortes d'acclimatation, je veux parler ici de celle dans laquelle l'être qui vit passe sans autrement se déplacer d'un région chaude dans une région froide, car telle est bien l'hypothèse qui nous occupe. L'enfant qui tout à l'heure n'était qu'à l'état d'embryon quitte sa région utérine, dans laquelle il jouissait de 37° au moins de chaleur, pour être projeté subitement et sans transition dans un milieu où le thermomèrre est loin d'être aussi élevé. Comme tous ceux qui du Midi vont au Nord, il sera sensible au froid, aussi la première impression sera la sensation de la froidure, sensation qu'il traduit par des vagissements sitôt qu'il est en contact avec l'air atmosphérique. Le premier labeur de la jeune mère consiste, en effet, à garer le nouveau-né contre le refroidissement qui l'envahit ; mais, si grande que soit la sollicitude maternelle, l'enfant sera souvent, à une heure quelconque du jour ou de la nuit, exposé à la rigueur de la température nouvelle.

Deux mots sur la nature et l'importance du danger que court l'enfant qui passe d'une latitude chaude sous une latitude froide. Est-il difficile de comprendre que ce jeune être est exposé à contracter des inflammations du thorax notamment des bronchites multiples de diverse nature et de la plus haute gravité? Evidemment, non. Le danger que va courir l'enfant sera d'autant plus grand que son âge sera plus tendre. Exemple : La bronchite capillaire, le croup.

§ 2. De l'impossibilité dans laquelle se trouve la première enfance de faire le calorique qui résulte de la marche. L'homme qui ne marche pas se refroidit, tandis que l'homme qui marche se réchauffe. Or, la mère peut bien guider les premiers pas de son enfant, mais elle ne saurait faire qu'il marche utilement avant deux ans, donc pendant toute cette période, son nouveau-né se refroidira très-vite et très-facilement. Notons ici, pour terminer ce paragraphe, qu'au point de vue de la maladie régnante, l'acclimatation de l'enfant se terminera à peu près à l'époque où il acquerra la faculté de faire le calorique par le mouvement et la marche ; loin de moi la pensée d'assimiler complétement, dans ces deux cas, l'enfant de deux ans à l'adulte. Tout ce que je veux dire, c'est que la mortalité qui décimait la première enfance aura, sinon disparu, du moins diminué dans une proportion considérable. Quoi qu'il en soit, il n'est pas moins manifeste pour tous que pendant tout ce temps l'enfant se trouvera, par rapport à l'adulte, dans une condition d'infériorité bien réelle, lorsqu'il s'agira de résister aux maladies régnantes ou autres.

§ 3. De l'accroissement de l'être. Pendant les deux premières années de son existence, le nouveau-né ne souffre pas seulement de son acclimatation et de son incapacité de faire du calorique par la déambulation, il a encore à remplir une charge dont l'adulte se trouve exonéré ; tandis que celui-ci n'a qu'à pourvoir à son entretien, il faut que le jeune sujet suffise d'une part à cet entretien et d'une autre à son accroissement ou élongation ; il ne faut pas croire que cette tâche supplémentaire soit légère et de courte durée, cet impôt fort lourd durera jusqu'à vingt ans au moins. Je dis cet impôt fort lourd : en effet, son poids est tel que le vice scrofuleux, par exemple, évoluera souvent chez les adolescents rien qu'en vertu de la réfrigération produite par la dépense de sang et de chaleur que nécessite l'accroissement du sujet. Je ne veux pas assombrir davantage le tableau du développement de l'espèce humaine pendant une portion notable de sa vie; il est aisé de comprendre tout le tort que cette charge cause à l'enfant ainsi qu'à l'adolescent et combien l'adulte, affranchi de l'impôt de l'accroissement, résistera mieux aux maladies régnantes de toute sorte qui assaillent l'humanité d'une manière incessante et périodique.

§ 4 et 5. Ces paragraphes font l'objet des lois 13 et 14 et des diathèses prévues en la section II.

La loi 13, nous le savons, est relative à l'altération de l'air ambiant et la loi 14 à une déperdition quelconque de l'air ingéré. Ces deux lois sont applicables aux enfants comme aux adultes, ainsi que la section II sur laquelle je me borne à une observation concernant les diathèses ; en ce qui concerne le tempérament scrofuleux, il sévit d'une façon à peu près exclusive sur les jeunes enfants, il en est ainsi du vice syphilitique, et la diathèse par excellence que l'on nomme la phthysie exerce elle-même de terribles ravages sur le premier âge.

§ 6. Du défaut de sperme dans le sang des jeunes êtres. Je signalerai encore en deux mots comme cause d'infériorité entre l'adulte et l'enfant, l'incapacité de celui-ci à faire des animalcules spermatiques. La conséquence de cette différence, c'est de priver les appareils du jeune âge de la richesse qui résulte pour eux de la possession de spermatozoaires, car le sperme ne sert pas uniquement à la reproduction; non dépensé, il revivifie le sang et met l'économie en mesure de lutter dans diverses circonstances contre les agents morbides extérieurs, surtout contre les agents infectieux qui constituent la pestilence, c'est-à-dire le fondement sur lequel repose notre deuxième famille.

§ 7. De diverses autres causes susceptibles de produire de l'inanition, du refroidissement et de l'anémie. Ces diverses causes résultent, soit de l'allaitement par la mère ou la nourrice, soit de la nutrition opérée chez l'enfant à l'aide du biberon, soit de l'état des langes, soit des soins pendant le sommeil et la veille, soit de la pousse des dents, soit du sevrage, soit de l'état plus ou moins morbide de la mère ou de la nourrice, soit de la qualité et de la quantité du lait ingéré au biberon, soit enfin de la nourriture non lactée donnée trop tôt en quantité et en qualité plus ou moins convenables. J'ai cru, pour des raisons faciles à comprendre, qu'il était de mon devoir d'énumérer avec soin ce dernier groupe de différences entre le nouveau-né et l'adulte bien portant. En effet, si ces causes nouvelles et nombreuses prédisposent et conduisent souvent le jeune enfant à une issue fatale, il est évident que l'être débile qui les subira contractera par cela même une aptitude plus considérable pour la réceptivité des maladies régnantes. En présence de toutes ces raisons d'infériorité qui pèsent sur la tête du nouveau-né, était-il possible que la mortalité des nourrissons fût moindre qu'elle n'a été signalée dans ces derniers temps? Évidemment non.

Observations terminales. La bilémie symptòmatique ou l'infection bilieuse non climatérique est chose si fréquente dans le cadre des troubles personnels, que nous la retrouvons souvent chez l'enfant non plus à l'état de trouble préexistant, mais à l'état de trouble plus ou moins combiné avec la maladie régnante. Sur ce point je m'arrête ici et ne veux pas plus anticiper sur le quatrième élément du diagnostic que nous ne tarderons pas d'aborder. Là, en effet, nous verrons que pendant la première période d'initiation à la vie, l'enfant, dont les organes se forment peu à peu et difficilement aux fonctions qui leur sont dévolues, se trouve à raison même de toutes ces causes de faiblesse, exposé de la façon la plus grave aux affections régnantes ; affections dans lesquelles nous retrouverons, je le répète, notre infection bilieuse à l'état de mélange avec la maladie de saison.

Avant d'aborder le traitement, je veux tracer, d'après la classification de mes troubles personnels, un tableau synoptique qu'il faudra toujours consulter soit avant, soit après l'étude présentement faite.

Première section.

I. Loi 13.

Mauvaise hygiène. L'enfant, surtout lorsqu'il est placé en nourrice, est souvent exposé à une hygiène détestable propre à compromettre la vie.

II. Loi 14.

a Bronchite chronique.

b Adiposité.

L'enfant est fréquemment atteint de ces deux sortes de troubles qu'il faudra surveiller avec le plus grand soin.

III. Lois 15 et 16.

Les enfants ne sont guère passibles de ces deux lois.

Deuxième section. Anémie et refroidissement.

A. Acclimatation.

B. Accroissement.

C. Impossibilité de marcher.

D. Impossibilité de manger, pousse des dents.

E. Défaut de sperme dans le sang.

F. Diathèses. *a* Scrofule. *b* Syphilis. *c* Phthysie.

G. Mauvaise nourriture.

H. Mal tenu dans la nuit.

I. Mal tenu le jour.

C. Notions générales sur le traitement du trouble personnel relatif à l'enfance. Une maladie régnante chez un enfant étant donnée, comment devra-t-il y être remédié ? Pour lutter contre le trouble personnel qui résulte de l'enfance, il faudra en premier lieu veiller à l'exécution des règles relatives à l'acclimatation. L'enfant devra donc être tenu chaudement en tout temps, mais surtout en temps de maladie. C'est ici que se place la thèse des langes qui devront être saines et sèches, c'est-à-dire suffisamment renouvelées, soit le jour, soit la nuit. Sur ce point, nous devrons imiter la sagesse de nos pères et nous garder d'innovations dangereuses engendrées le plus souvent par l'ignorance, la misère ou la cupidité. En luttant dans ces circonstances contre le froid qui saisit l'enfant à son entrée dans la vie, nous combattons les deux causes de refroidissement qui résultent, la première de son incapacité à faire du calorique, et la deuxième du labeur qu'exige son accroissement. Pour compléter ce qui concerne la question d'acclimatation, nous devons veiller à l'état du foie, à l'engorgement contracté pendant la vie intra-utérine. Du reste, pour remédier à ce trouble antérieur à la naissance, il suffira de recourir aux indications que réclame le premier élément du diagnostic, c'est-à-dire la bilémie climatérique. En second lieu, il ne faudra pas oublier le régime alimentaire exigé impérieusement par les deux causes d'incapacité qui viennent d'être rappelées, la première relative à l'impossibilité de faire du calorique et la deuxième ayant trait à l'élongation fort rapide du sujet dans le cours de ses deux premières années. Enfin, on devra s'occuper des voies et moyens à l'aide desquels il faudra lutter contre les troubles personnels mentionnés dans le § 7. Ainsi, en dehors des hypothèses déjà prévues, les diverses causes susceptibles de produire du refroidissement devront être étudiées avec le plus grand soin, je note en particulier l'allaitement. Il faudra, selon moi, trouver des moyens nouveaux, car ceux qui viennent d'être préconisés par les sociétés savantes de Paris sont, à peu de chose près, la répétition de moyens déjà usités et depuis longtemps reconnus impuissants. Quand le temps sera venu, c'est-à-dire lorsque la méthode récemment édictée aura fait son temps, je ferai connaître dans quelle voie il sera prudent de s'engager, si l'on veut augmenter les chances de vie de la première enfance.

Moyens prophylactiques. Il est bien évident qu'il faudra recourir vis-à-vis de l'enfant, à ces mesures prophylactiques que j'ai préconisées pour l'adulte. Je borne ici mes notions générales sur le traitement des troubles personnels inhérents à la première enfance, sauf bien entendu, à y revenir le cas échéant. En résumé, il faudra réchauffer l'enfant, le tenir proprement, lui donner une nourriture digestive et employer contre les maladies nées ou à naître, le premier jour, des anti-bilieux qui n'affaiblissent point, le deuxième et le troisième jours, le quinquina et les toniques, le quatrième jour et les suivants, les toniques, sauf à revenir aux anti-bilieux aussi souvent que cela sera utile, aussi longtemps, par exemple, que la toux durera.

Deuxième division du trouble personnel résultant de l'enfance. De l'accroissement trop rapide au cours de l'adolescence.

Troisième division du même trouble. De la nubilité chez la jeune fille.

Je me contente de mentionner la deuxième et la troisième subdivisions du trouble personnel qui pèse sur la première période de la vie, certain que je suis que chacun tiendra compte des modalités que je viens de signaler pour le temps de l'adolescence. Désormais donc le praticien se souviendra que la jeune fille qui fait l'apprentissage de la nubilité, le fait toujours aux dépens de ses forces, souvent au détriment de sa santé, et parfois au péril de sa vie, de sorte que la maladie régnante qui surviendra dans cette occurence revêtira un caractère de gravité qu'elle ne possède point habituellement, et nécessitera dès le début des soins assidus et éclairés. Les mêmes observations s'appliquent à l'accroissement trop rapide qui se fait au cours de l'adolescence ; en effet, une élongation trop prompte du sujet diminue d'une façon proportionnelle la somme des forces avec lesquelles il résiste aux influences morbides ambiantes ; donc dans cette hypothèse il faudra surveiller avec le plus grand soin le temps des maladies régnantes, soit avant leur apparition, par la méthode prophylactique, soit lors de leur apparition. En somme, il faudra recourir à la médication qui vient d'être préconisée pour la première enfance, médication qui va encore être conseillée aux vieillards.

Deuxième section. De la vieillesse. Je mentionne ici également pour ordre un trouble personnel qui a pourtant bien son importance, c'est le trouble résultant d'un âge trop avancé. Quoi qu'il en soit de cette lacune à laquelle je me vois en quelque sorte obligé, je n'en signale pas moins à l'attention de tous le dernier âge de la vie comme une cause prédisposante aux maladies régnantes. Il faudra donc : 1° recourir vis-à-vis du vieillard, aux mesures préventives ou prophylactiques que j'énumère dans le chapitre V ; 2° agir énergiquement, et dès le début, contre la maladie régnante dès qu'elle aura fait son apparition. Ainsi, en deux mots, on emploiera : 1° les anti-bilieux, le plus souvent selon la méthode de Razori ; soit tartre stibié, 20 centigrammes dans eau gommeuse et sucrée 200 grammes à prendre le jour, par cuillerée à bouche, de deux heures en deux heures ; 2° le quinquina, 1 gramme 20 centigrammes de sulfate de quinine, en 12 pilules pour deux jours, 6 par jour : 2 le matin, 2 à midi, 2 le soir ; 3° et les toniques. On commencera les toniques en même temps que le sulfate de quinine, c'est-à-dire le lendemain des anti-bilieux.

19° *Cinquième groupe spécial. De l'anémie et des autres troubles personnels résultants d'un travail insuffisamment réparé.* — Observations préliminaires. Premièrement, j'écris les lignes suivantes en vue surtout des épidémies annuelles, telles que la suette, la fièvre typhoïde, qui sévissent habituellement du 15 juillet au 15 septembre ; ces épidémies frappent souvent les travailleurs qui contreviennent aux lois de l'hygiène et font usage d'une nourriture insuffisante. Deuxièmement, j'ai voulu que les peuplades qui dépérissent par un travail trop continu apprennent ou se rappellent que la santé est le plus précieux des biens ; que pour la conserver, l'alimentation doit toujours couvrir la dépense de forces effectuée par le travail. Troisièmement, enfin, j'ai espéré qu'en lisant le passage cousacré au travailleur qui ne connaît de repos ni le jour ni la nuit, celui qui serait tenté de s'engager dans une telle voie finirait par découvrir sa faute ; j'ai compté que s'appuyant sur la raison, il saurait reconnaître à temps qu'un labeur incessant formait une infraction impardonnable aux lois divines et humaines. Sous le mérite de ces courtes réflexions, j'arrive à mon groupe des travailleurs.

Section première. Du travail accompli dans de mauvaises conditions hygiéniques et insuffisamment réparé dans le temps de végétation, notamment du 15 juillet au 15 septembre. Section deuxième. Du travailleur qui ne prend de repos en aucune saison, et répare insuffisamment son labeur. Section troisième. Du travail en excès.

Section première. Du travail accompli dans de mauvaises conditions hygiéniques, et insuffisamment réparé dans le temps de végétation, notamment du 15 juillet au 15 septembre. A. Considérations préliminaires. B. Trouble personnel. C. Notions générales sur le traitement de ce trouble.

A. Considérations préliminaires. La classe si nombreuse des travailleurs qui, souvent anxieux et sans souci des lois de l'hygiène, se nourrissent mal et travaillent de longues heures, souvent à une température très-élevée, comprend la grande masse des ouvriers de ville et de campagne. Ce groupe, de préférence à la population, dont le labeur est proportionné à la nourriture, sera souvent exposé à tous les dangers qui résultent de l'apparition des maladies régnantes.

B. Trouble personnel. Tout le monde sait et dit que l'individu qui se soigne peu, travaille trop et se nourrit mal, est exposé plus que d'autres aux maladies épidémiques. Mais la raison de cette aptitude, quelle est-elle ? Telle est la question à résoudre. La solution de ce problème intéresse aussi bien le traitant que le traité. Lorsque le clinicien sera imbu de la loi que nous cherchons, il n'hésitera plus, il connaîtra le ou les troubles existants, il lui sera facile d'y remédier. Quel sera l'intérêt du malade ? Il sera considérable. L'ouvrier, convaincu des raisons qui l'exposent aux troubles de saison, saura travailler et se nourrir de manière à conserver sa santé, il observera religieusement les lois de l'hygiène, qui lui seront toujours utiles et indispensables. Cela dit, revenons à notre problème. Pourquoi le travailleur à l'hygiène défectueuse et à la nourriture insuffisante est-il, plus que d'autres, exposé aux maladies régnantes? Pour procéder avec ordre dans la solution de ce problème de première importance, nous l'examinerons sous un quadruple point de vue, ainsi qu'il suit : § 1er. Du travailleur soumis à une température élevée, soit, 1° de l'ouvrier des champs ; 2° de l'ouvrier des villes. § 2. Du travailleur à son ouvrage. § 3. Du travailleur rentré chez lui. § 4. Du travailleur prenant son repos, soit au dehors de son habitation, soit dans son habitation.

§ 1er. Du travailleur soumis à une température élevée. 1° De l'ouvrier des champs. Premier ordre de trouble personnel. L'ouvrier qui travaille au soleil, ingère dans ses bronches un air insuffisamment oxygéné, par cela seul qu'il respire pendant de longues heures un air à température élevée, il en résulte ce que nous savons, une réduction ou une combustion incomplète du sang veineux, lors de son passage de l'artère pulmonaire dans la veine de ce nom, et ce sang insuffisamment comburé arrive peu à peu au foie qui est chargé de l'éliminer sous forme de bile, ce qui constitue pour l'économie une perte notable : or, cette perte provenant d'une oxygénation moindre du sang, forme la bilémie climatérique dont il a été question au commencement de ce chapitre. Je n'insiste donc pas ici sur cette première perturbation sanitaire, si ce n'est pour dire que le trouble bilieux dont s'agit se trouve élevé à sa plus haute puissance chez l'ouvrier des champs travaillant de longues heures au soleil dans le temps des plus grandes chaleurs de l'année, soit dans le temps des canicules. Ce n'est plus là un résultat naturel, c'est un résultat forcé ; ce n'est plus là l'homme qui dans les conditions primitives de la flore terrestre ingurgite moins d'oxygène parce qu'il lui faut moins de chaleur. L'ouvrier prend moins d'oxygène à cause de la température exceptionnelle au milieu de laquelle il est obligé de vivre pendant un certain temps de l'année. 2° De l'ouvrier des villes. Ici se place la longue série des établissements plus ou moins insalubres, avec tous leurs dangers ; je me contenterai sur ce point important de signaler en termes généraux, comme troubles personnels, la diminution et la viciation de l'oxygène contenu dans l'air de l'atelier, et comme conséquence une sécrétion biliaire nouvelle, proportionnelle à la diminution du gaz comburant qui sert à réduire à un état plus simple les corps de composition si complexe lors de leur arrivée dans l'artère pulmonaire.

§ 2. Du travailleur à son ouvrage. Premier ordre de trouble personnel. Pour exposer nettement ce premier trouble, prenons un exemple, et supposons un cas bien propre à frapper et à éclairer l'esprit du lecteur : soit donc l'homme des champs en train de faucher une récolte quelconque. Quand arrive l'heure du repas et du repos, quelle est la situation, quel est l'état le plus habituel de cet ouvrier? Souvent, pour ne pas dire toujours, cet homme a mouillé le linge et les vêtements qui le recouvrent, il est en sueur depuis longtemps. Au point de vue des efforts faits et du calorique acquis par le labeur dont il vient d'être parlé, à quelle classe d'hommes notre ouvrier ressemble-t-il? Il ressemble évidemment à cet habitant du Nord qui, sous l'empire d'une température ambiante fort froide, se livre à des efforts considérables et incessants, pour arriver à lutter contre le froid qui tend à l'envahir. Ce calorique acquis par un déploiement excessif de forces, se fait évidemment aux dépens du sang dans ces deux classes de travailleurs ; mais chez l'habitant du Nord, le sang ainsi dépensé est réparé chaque jour par une forte nourriture et des boissons suffisamment alcooliques. Dans notre hypothèse, qui est celle d'un homme des régions tempérées faisant de grands efforts dans le temps des chaleurs, que se passe-t-il? L'ouvrier qui nous occupe fait lui aussi, une dépense de sang considérable : mais comme ce calorique interne, véritable corps étranger, lui est plus nuisible qu'utile, puisqu'il n'en a nul besoin, le sang affecté à cette fabrication de chaleur est donc dépensé en pure perte, et comme notre ouvrier ne se nourrit pas autrement, comme il ne se nourrit même pas assez, l'affaiblissement du sang et l'anémie ne tardent point à survenir, puis, par voie de conséquence, les forces ou l'aptitude au travail diminuent d'une façon proportionnelle. Conclusion. On comprendra sans peine que l'ouvrier mal nourri, chez qui se fait, à l'aide de grands efforts musculaires aux dépens du sang, un nombre considérable et inutile de calories internes, on comprend, dis-je, que cet ouvrier sera plus facilement et plus gravement exposé aux maladies régnantes que celui qui, sans des efforts semblables et avec une nourriture plus riche, se livrera au travail sous la même latitude.

§ 3. Du travailleur rentré chez lui. Troisième ordre de trouble personnel , soit du milieu dans lequel notre sujet puise les éléments de sa respiration. 1° Ce milieu se compose comme premier élément de l'air raréfié que nous connaissons par la température élevée de l'atmosphère :

2° cet air raréfié va se mêler aux gaz plus ou moins délétères et chauds qui se dégagent soit des vêtements, soit du corps de l'homme, ces produits aériformes se composent : A de sueur vaporisée ; B de résidus d'infiniment petits qui naissent, meurent, se décomposent et se putréfient à la surface de la peau ; C et d'une infinité de sécrétions folliculaires ou autres également décomposées et putréfiées. 3° cet air peut encore être additionné de gaz plus ou moins abondants ou infects venus du sol, de l'habitation et du linge sale qui y est renfermé; 4° cet air peut encore être vicié par des gaz altérés provenant du voisinage : cette nouvelle source d'impuretés peut être formée, soit des résultats de détritus de toute sorte, tels que fumier, viandes altérées, matières fécales, etc..., soit de nouvelles décompositions provenant de périphéries humaines assemblées dans les environs en nombre trop grand. Dans ces diverses hypothèses on comprend que l'air infect et vicié qui va se mêler aux couches gazeuses qui enveloppent l'homme changera de nouveau la qualité et la quantité de l'air inspiré.

§ 4. Du travailleur prenant son repas, soit au dehors, soit dans son habitation. La nourriture de l'ouvrier dont l'hygiène et la dépense sont mal réglées est suffisante ou non : malheureusement l'alimentation est le plus souvent trop faible, il en résulte encore une réparation incomplète du sang et par suite un affaiblissement qui prédispose aux maladies de toute nature et notamment aux maladies régnantes.

C. Indications sommaires contre les troubles personnels signalés ci-dessus. Il existe deux sortes de moyens pour lutter contre ces divers troubles.

Première sorte : moyens préventifs.

Deuxième sorte : moyens curatifs.

Première sorte : moyens préventifs. Avant de tomber malade l'ouvrier devra employer son salaire comme il suit: La famille sera logée, nourrie et habillée sainement ; le dimanche sera dédié à des exercices hygiéniques et moraux, à la religion, à des ablutions, sinon générales, au moins particlles et surtout dans les régions à température élevée et à décompositions rapides ; les six autres jours seront consacrés au travail : dans ces six jours la toilette du sexe féminin sera pour le luxe, celle du père et des frères; pour terminer aujourd'hui la question si importante et si méconnue de l'habillement, je dirai : Le costume du dimanche ne sera excitant chez aucun, il sera sévère et viendra dans le budget après la nourriture, le blanchissage, le logement, les frais d'école et les charges publiques. Les prescriptions relatives au costume seront surtout rigoureusement observées par le sexe féminin ; hors de là point de salut pour les sociétés; en effet, cette question qui touche à l'érotisme et à l'affinité exagérée des sexes est l'un des problèmes les plus importants que l'on puisse soulever à l'occasion de la disparition des peuples: elle sera examinée dans notre deuxième opuscule pour des raisons que nous déduirons en temps et lieu, avec cette rigueur et cette précision que l'on doit apporter dans la démonstration d'un statut scientifique.

Deuxième sorte. Moyens curatifs pour lutter contre le trouble personnel résultant du travail en trop, d'une nourriture en moins et d'une mauvaise hygiène. Il me faut tout d'abord récapituler les altérations qui le composent. A Bilémie climatérique ordinaire. B bilémie symptomatique d'une trop grande chaleur; C calorique en trop consécutif à cette bilémie exceptionnelle ; D oxygène de l'habitation habituellement diminué de qualité et de quantité ; E anémie résultant de bilémies diverses, et d'une nourriture insuffisante. Donc : 1° il faut modifier le travail et l'habitation du malade ; 2° il faut lutter une ou plusieurs fois contre les désordres immédiats des bilémies ou infections bilieuses de manière à ne pas affaiblir le sujet ; 3° il faut combattre les désordres médiats, c'est-à-dire l'engorgement de la rate et l'anémie ; 4° enfin, il importe de remédier à l'infection du sang.

La première indication est facile à remplir, ainsi : 1° on s'abstiendra de travail pendant les heures qui précèdent et suivent le maximum de la température. Donc, de onze à trois heures, dans le temps des canicules, l'ouvrier des champs fera le repas et la sieste; 2° on fera avec soin, sur le chantier du travail, un abri quelconque contre le soleil. 3° on assainira l'habitation d'une façon complète, (ventilation dans le jour, accès libre à l'air la nuit,) le sol sera purifié par des lavages fréquents d'impuretés de toute sorte; le linge sale sera rangé de façon à ce que, par les gaz qui s'en échappent incessamment, il ne nuise point aux habitants; le linge de corps sera toujours très-propre et suffisamment renouvelé; enfin il faudra recourir aux autres moyens hygiéniques sus-préconisés, notamment à des ablutions quotidiennes et hebdomadaires. Les prescriptions relatives aux numéros 2 et 3 nous sont connues ; quant au 4ᵉ, nous ferons usage de limonade citrique et de teinture d'iode. Puis viendra un régime tonique, lequel sera proportionné aux moyens de la famille. Pour boissons sur le chantier du travail, on fera usage de café étendu d'eau et légèrement alcoolisé. Deux mots maintenant sur l'ouvrier des fabriques et établissements plus ou moins salubres. Il devra se conformer d'abord aux deux sortes de moyens qui viennent d'être conseillés à l'ouvrier des champs; ensuite, il devra étudier avec grand soin, dans les livres d'hygiène, les voies à l'aide desquelles il faudra lutter le plus efficacement possible contre les poisons et miasmes que pourront contenir les ateliers.

Section deuxième. Du travailleur qui ne prend de repos en aucune saison, et répare insuffisamment son labeur. A. Considérations préliminaires. B. Trouble personnel. C. Notions générales sur le traitement de ce trouble.

A. Considérations préliminaires. Ici, le travail est continu, exagéré, et la réparation est de beaucoup inférieure à la somme de forces dépensées en labeur. Comme exemple principal, je citerai ce qui se passe chez certaines peuplades dans lesquelles le travail est toujours rude, l'été comme l'hiver, tandis que les conditions hygiéniques de l'habitation et de la nourriture laissent tout à désirer. Aussi, chez ces peuples, les maladies chroniques et mortelles sont, pour ainsi dire endémiques. En tous cas, elles existent toujours et s'aggravent sans cesse. Je ne veux pas autrement rechercher dans les États les classes déshéritées dont la santé se détruit sous l'influence de la réparation incomplète que je viens de signaler. Je fais toutefois un appel sous la rubrique indications sommaires à la sollicitude des gouvernements et des propriétaires, afin qu'il soit apporté de prompts remèdes à des misères si affligeantes. Les perturbations sanitaires existantes chez les infortunés qui nous occupent, sont aggravées chaque année par la maladie régnante, et ces malheureuses tribus sont décimées tour à tour, et d'une façon incessante, soit par les maladies chroniques, soit par celles de saison. A l'appui de mes assertions sur les misères trop réelles qu'engendre une alimentation mauvaise et insuffisante, je demande au lecteur la permission de lui citer les richesses qu'ont values à la science le Congrès médical international de Paris (août 1867) :

« L'alimentation, toutes choses égales d'ailleurs,
» peut à elle seule faire prospérer ou dépérir tout une

« race. M. Dropsy l'a démontré pour les Juifs de Pologne,
» qui se nourrissent mal et qui sont sujets à la phthysie,
» aux éruptions cutannées rebelles, qui sont décrépits avant
» l'âge, ont l'air de malades ou de vieillards presque dès
» l'enfance, sont emportés par le moindre malaise, et
» tendent rapidement à disparaître, tandis que leurs voi-
» sins, paysans de Pologne, soumis aux mêmes influences,
» mais mieux nourris, se portent bien. » (*Gaz. des Hôp.*,
3 septembre 1867.)

B. Trouble personnel. Ai-je besoin de dire que la pâle figure de la misère indique surabondamment les troubles multiples et profonds dont elle est affligée. L'anémie et des névroses de toute sorte commencent toujours la série de ces altérations constitutionnelles que l'on nomme la dartre, la scrofule, le rhumatisme, le cancer et la phthysie. Joignez à cette anémie si fertile en désordres profonds : 1° la bilémie climatérique, qui va s'aggravant, avec la bilémie chronique des années précédentes ; 2° les quatre espèces de bilémies symptômatiques consignées dans la première section de nos troubles personnels ; 3° et les diverses autres causes d'ané-mie et de refroidissement qui forment l'objet de notre deuxième section. Vous aurez ainsi les secrets multiples à l'aide desquels vous vous expliquerez la dégénérescence ra-pide de ces populations, de ces parias qui naissent à la vie saturés de diathèses.

C. Notions générales sur le traitement de ce trouble. J'ai insisté à dessein sur le triste spectacle de la dégrada-tion de l'espèce humaine par une alimentation incomplète, à l'effet d'engager les gouvernements et les classes riches à faire chacun leurs efforts pour remédier à des altérations sanitaires qui nuisent à tous ; car, ainsi que je le disais plus haut, les effluves de la maladie, les airs qui s'en exha-lent, ne se bornent pas à la famille envahie, toutes ces causes destructrices attaquent dans le voisinage d'abord les êtres porteurs de troubles personnels graves, que ces êtres soient dans l'aisance ou dans la pauvreté, et bientôt ces fléaux épidémiques, gagnant de proche en proche, peuvent répandre la consternation et la mort dans tous les rangs de la société. Ne semble-t-il pas que par cette généralisation du mal si facile et si fréquente, le Créateur de toutes choses invite manifestement les humains à ne jamais oublier cette grande loi que nous devons tous nous secourir les uns les autres, vu je le répète l'étroite solidarité qui dans les affections épidémiques, relie le plus petit au plus grand? Est-il nécessaire de formuler des indications longuement détaillées? Je ne le crois pas. Il faudra remédier vite aux bilémies climatérique et symptômatique, à l'engorgement de la rate, à l'anémie et à la déglobulisation par les moyens qui nous sont connus, savoir : les anti-bilieux, les fébrifuges et les toniques. En second lieu, il faudra lutter contre les causes primordiales en vertu desquelles les populations qui nous occupent vont peu à peu de l'affaiblissement à la dégénérescence, c'est-à-dire qu'il faudra recourir à une bonne hygiène, proportionner le travail à la force de l'ouvrier et réparer le labeur à l'aide d'une nourriture suffisante.

Section troisième. Du travail en excès.

A. Considérations préliminaires. B. Trouble personnel. C. Notions générales sur le traitement de ce trouble.

A. Considérations préliminaires. Le trouble que je ne fais que mentionner ici, bien qu'il soit fort grave, est celui qui résulte de l'excès dans toute espèce de travail. Les êtres dont s'agit sont poussés vers un labeur sans relâche soit par l'ambition, soit par la misère, soit par le dévouement, soit par tout autre motif: ce sont des créatures véritablement surmenées et vouées à peu près fatalement à la mort lorsqu'elles seront placées dans le milieu d'une affection épidémique grave, telle que la suette, la fièvre typhoïde ou le choléra asiatique.

B. Trouble personnel. Je crois à peu près inutile d'insister sur les troubles personnels, qui frappent tout être épuisé par le travail. Aux divers troubles de la bilémie climatérique qui s'aggravent, on le sait, avec la marche du temps de végétation, il faut joindre ce qui résulte, 1° des bilémies symptômatiques ; 2° des diverses causes d'anémie et de refroidissement énumérées dans la section II de nos troubles personnels ; 3" du défaut de sommeil : 4° de la difficulté de digérer ; 5° des désordres qui surviennent dans le reste de l'appareil digestif ; 6° des altérations consécutives du sang ; 7" et de l'impossibilité d'accomplir l'acte final de la nutrition, c'est-à-dire le phénomène de l'assimilation.

C. Notions générales sur le traitement de ce trouble. L'homme entraîné vers un travail rud et incessant qui ne laisse de trève, ni pour la digestion ni pour le repos auxquels tout être vivant est obligé dans les vingt-quatre heures de chaque jour, cet homme doit ressentir vivement la fatigue, il doit en être harassé. Du jour donc où il sentira cette fatigue, où il saura que son travail altère sa santé, il devra suspendre d'une manière absolue sa marche de travailleur, surtout à l'approche des maladies régnantes graves ; il ne devra reprendre ses occupations d'une manière raisonnable que lorsque ses forces seront complétement rétablies ; il devra surtout ne plus courir après des biens le plus souvent éphémères et chimériques, si brillants que soient les noms donnés à ces prétendus trésors. En outre l'homme surmené n'oubliera point de lutter contre les bilémies diverses dont il est atteint et de les poursuivre dans toutes leurs manifestations. La rate donc sera surveillée et ramenée à son état normal à l'aide de l'écorce du Pérou ; le sang appauvri et déglobulisé sera enrichi à l'aide du fer associé à l'iode ou au manganèse. (Voir pour toutes ces indications notre première famille, chap. V.)

20° *Sixième groupe spécial. Des êtres qui font du tissu adipeux en excès.* — Ce groupe fort intéressant comporte une triple subdivision.

Première subdivision : du pléthorique. Deuxième subdivision : du défaut de déambulation. Troisième subdivision : de la rétention dans l'économie d'une portion sanguine en excès, provenant de l'inaccomplissement d'une fonction naturelle.

Avant d'aborder la première subdivision, j'ai besoin d'exposer sur mon sujet les principes généraux suivants : I. La nourriture doit être proportionnelle au don de digérer. II. La déambulation doit être proportionnelle à la nourriture ingérée. III. Le moment de la déambulation est placé après la digestion et les fonctions plus ou moins inconnues, qui sont dévolues à la rate ; le temps le plus opportun est celui qui précède le repas, c'est le temps où la sensation de la faim s'éveille. IV. Raisons de ce moment : l'animal qui a pris sa nourriture, se tient chaudement au soleil s'il le peut, digère plus ou moins longuement et se livre au travail d'épuration qui se passe dans l'appareil splénique ; après ces deux actes, l'animal se repose, puis quand la sensation de la faim s'éveille, il prend sa course pour tâcher de l'assouvir. B. Quand tous les aliments sont solubilisés par l'appareil digestif, le temps est arrivé de le comburer, et cette combustion doit être évidemment proportionnelle à la quantité solubilisée. V. Une dose de sang est accordée à l'adulte pour les besoins de la propagation. VI. Si cette dose n'est pas dépensée, elle est reprise par le sang ; rentrée dans le torrent circulatoire, elle ne tarde point à constituer un augment de nutrition qui tourne en partie en tissu adipeux, lequel favorise la sécrétion biliaire prévue dans la loi 14.

Première subdivision : de la pléthore. § 1. Considérations préliminaires. § 2. Trouble personnel. § 3. Notions générales sur le traitement de ce trouble.

§ 1. Considérations préliminaires. Nous avons énuméré, dans le groupe qui précède, le lot des troubles personnels inhérents aux pauvres. Ce lot constitue un tribut parfois bien lourd, et cependant, au point de vue de la mortalité et de la disparition des races, cet impôt est à peine égal à celui qui frappe le riche ; qu'il me suffise de mentionner à la charge de ce dernier la pléthore qui forme l'une des subdivisions du présent groupe, puis la dartre, la goutte, le diabète et l'obésité. Du grand nombre des faits qui peuvent servir à corroborer mes assertions, je me contenterai de mentionner le suivant. La famille riche ne dure pas autant que celle qui vit dans la médiocrité. Les classes favorisées de la fortune succombent sous le poids de désordres de toute espèce, et ces dégénérescences variées qui forment le revers de l'opulence viennent toujours à la suite de nombreuses passions qu'elle nous met à même d'assouvir. Je reviens à mon pléthorique; sa figure brunâtre et enluminée, ses formes exubérantes, sa marche difficile, indiquent à tous que ce n'est point là la santé normale. Rien donc d'extraordinaire qu'à l'occasion, les courants épidémiques ne s'abattent sur ces types hypertrophiés, dépouillés à peu près pour toujours du don de remplir les fonctions qui constituent la vie.

§ 2. Troubles personnels. Ils sont au nombre de quatre au moins : 1° peu à peu les poumons sont gênés par du tissu adipeux ; pour la même raison, les bronches ne possèdent plus leur capacité normale, d'où une oxygénation moindre de l'appareil pulmonaire, d'où une hypersécrétion biliaire ; 2° l'économie est saturée de bilémie ou d'infection bilieuse locale et générale, par suite de la réduction incomplète du sang, que je viens de signaler : 3° peu à peu le tissu du foie est envahi par suite d'une évacuation incomplète des produits biliaires, d'où une obstruction qui n'est point sans gravité ; 4° enfin le sang trop riche qui circule dans les vaisseaux du pléthorique finit par en altérer la trame et en opérer la rupture. Ce sont là, si je ne me trompe, des troubles personnels qui ont leur valeur, qui favoriseront l'éclosion des affections régnantes. Ce sont là de véritables maladies, dont d'ailleurs il faudra tenir compte en toute circonstance.

§ 3. Notions générales sur le traitement de ce trouble. Par la gêne apportée dans les tissus et les fonctions des organes hépatiques, respiratoires et pulmonaires, nous avons augmenté au moins du double le coefficient de l'intoxication bilieuse. Il faudra donc remédier à cette hypersécrétion et ne pas craindre de recourir à une deuxième dose du médicament anti-bilieux, si la première est insuffisante à rétablir la santé. En tout temps, il faudra examiner la gêne et les altérations produites par la pléthore dans l'appareil pulmonaire, dans le foie et dans la masse du sang. Ces désordres seront combattus mensuellement pendant quelques mois à l'aide des anti-bilieux et de vésicatoires volants camphrés sur la périphérie correspondante à la région atteinte, par de la diète et des tisanes alcalines, etc... Enfin une alimentation légère, l'usage de l'eau et l'exercice devront être conseillés dans l'avenir, afin que le malade se mette à l'abri, soit des maladies régnantes, soit de toutes autres inhérentes à son propre état. Comme on le voit, le trouble adiposité qui préexiste à ce que l'on appelle la maladie régnante devra nous occuper à un haut degré, soit dès le début du mal de saison pour lequel les secours de l'art sont réclamés, soit même avant que cette affection n'apparaisse.

Deuxième subdivision : du défaut de déambulation.

§ 1er. Considérations préliminaires.

§ 2. Trouble personnel.

§ 3. Indications générales.

§ 1er. Considérations générales. Les gens prédestinés à faire du tissu adipeux ne veulent point faillir à leur loi, sitôt qu'ils ont acquis des rations annuelles assez nombreuses pour les dispenser de tout travail, ils cultivent de leur mieux ce qu'ils appellent le bonheur ; ils mangent, boivent et dorment sans autrement songer que les membres abdominaux suffisamment longs ont été donnés à l'homme pour circuler, comme les jambes du cerf ont été octroyées à ce gracieux animal pour qu'il exécute chaque jour de longues courses. Après avoir mis en pratique pendant quelques années le résumé du bonheur sus-formulé, notre race de paresseux passe à l'état adipeux, et peu à peu les désordres signalés chez le pléthorique se font sentir : mais ces troubles ne suffisent point à éveiller l'attention du rentier et surtout de la rentière; puis après un certain nombre d'années de ce benoît état, ces heureux finissent par l'asphyxie pulmonaire.

§ 2. Troubles personnels. Les troubles signalés dans la pléthore sont ici, à peu de chose près les mêmes; seulement celui qui abuse de la table succombera à une attaque d'apoplexie cérébrale, tandis que le lot final de la deuxième subdivision sera le genre de mort que je viens de rappeler, c'est-à-dire l'asphyxie pulmonaire.

§ 3. Indications générales. Les troubles étant les mêmes, les indications seront identiques. Ainsi, les anti-bilieux et les vésicatoires volants, répétés mensuellement, constitueront à peu près tout notre bagage thérapeutique. Il est bien entendu que la diète et la déambulation seront prescrites avec rigueur pour éviter le retour des maladies qui ont motivé l'appel du médecin.

Troisième subdivision. De la rétention dans l'économie d'une portion sanguine en excès, provenant de l'inaccomplissement d'une fonction naturelle. § 1. Considérations préliminaires. § 2. Troubles personnels. § 3. Indications générales.

§ 1er. Considérations préliminaires. Les personnes qui, par état, vœu, humeur ou tout autre motif, n'accomplissent point une fonction qui est dans le plan de la création, seront sujettes à des troubles qui, peu à peu altéreront leur santé. Il est de mon devoir de signaler les troubles qui résulteront de cet état anormal, afin de placer le remède à côté de la maladie.

§ 2. Troubles personnels. Le produit d'une sécrétion naturelle non employée à son usage est repris par l'économie et bientôt le sang destiné à cette fonction qui est suspendue, prend la route du foie soit à titre de sang en excès, soit à titre de sang non comburé par les poumons; puis, dans le foie ce sang est converti en bile laquelle est destinée à l'élimination. Peu à peu cette élimination, qui n'est point normale, se ralentit, les premières voies biliaires s'engorgent, la trame elle-même du foie est obstruée et bientôt l'économie tout entière est saturée d'éléments biliaires. Ce sont là les mêmes troubles, les mêmes désordres que nous avons montrés plus haut dans les deux premières subdivisions de l'adiposité. Si vous voulez des preuves de ce que j'avance, examinez la face des êtres qui n'ont point accompli la fonction à laquelle j'ai surtout fait allusion dans mes considérations préliminaires : vous verrez surtout à la hauteur de la région malaire, la teinte jaunâtre caractéristique d'une saturation biliaire générale et profonde. Enfin, si de temps en temps tous ces êtres adipeux n'ont point recours à la médication préservatrice qui sera formulée dans le chapitre V, ils seront exposés, entre autres affections régnantes, à une bilémie fébrile grave (deuxième variété de la première famille), c'est-à-dire à une fièvre pseudo-bilieuse qui sera occasionnée par l'obstruction du foie dont j'ai parlé plus haut, obstruction sur laquelle j'aurai occasion de revenir dans le numéro 23 ci-après.

§ 3. Indications générales. Les indications seront évidemment celles que nous avons formulées plus haut. Les prescriptions médicales imposées aux diverses classes susmentionnées devront être rigoureusement observées par celles-ci si elles veulent éviter, non-seulement les maladies régnantes, mais encore ces engorgements biliaires rappelés plus haut et qui donnent lieu à ces fièvres pseudo-bilieuses en apparence si redoutables. Donc, les classes dont il s'agit devront placer au nombre de leurs devoirs annuels celui de veiller, au moins deux fois l'an, aux altérations sanitaires que je viens de signaler pour la première fois à l'attention du médecin comme à celle du malade.

Appendice aux trois subdivisions de l'adiposité. Si maintenant nous supposons réunies, en tout ou en partie, les trois subdivisions qui viennent de nous occuper, nous ferons de ces types morbides, qui sont remarquables par leur déformation progressive, des êtres qui s'éloignent de plus en plus de la forme naturelle de l'homme. On comprend en effet que, sous l'action des trois causes qui mènent à l'adiposité, les appareils les plus importants dans le mécanisme de la vie seront en quelque sorte doublés de graisse; le jeu de ces appareils sera de plus en plus gêné jusqu'à ce qu'enfin la mort soit le résultat de ces obstacles dont le danger va toujours croissant. Je veux terminer ce sujet si digne de l'attention de tous, par cette réflexion consolante, à savoir : que l'être que je viens de décrire, si déformé qu'il soit, peut revenir à son état primitif, sinon en totalité du moins en partie, s'il prend sur lui de remonter, à l'aide de prescriptions médicales fort simples, la pente qu'il a descendue sous l'influence de l'adiposité.

21° *Septième et dernier groupe spécial. Des êtres qui ont à éliminer du sang dont l'économie se trouve embarrassée par suite de la cessation d'un écoulement normal ou anormal sanguin ou autre (loi 15).* — La loi 15 est ainsi conçue : « Lors de la cessation, dans l'économie, d'un écoulement sanguin ou autre, normal ou anormal, le sang destiné à cet écoulement tend à gagner le foie et cet organe surtout, quand il n'est pas déjà obstrué, convertit en bile la plus grande partie de ce sang. »

Les quatre hypothèses prévues par cette loi sont les suivantes : Première hypothèse : cessation des règles pendant la gestation. Deuxième hypothèse : cessation des règles, âge critique. Troisième hypothèse : élimination des règles non plus par l'utérus et le vagin, mais par une autre voie anormale. Quatrième hypothèse : suppression brusque d'un écoulement normal ou anormal (suppression du lait ou d'un ulcère).

§ 1er. Considérations préliminaires. § 2. Troubles personnels. § 3. Notions générales sur le traitement de ces troubles.

§ 1er. Considérations préliminaires. Chacun sait à combien de maladies graves et souvent mortelles sont exposées : Premièrement, la femme en état de gestation; deuxièmement, la femme parvenue à l'âge critique; troisièmement, la femme dont l'écoulement mensuel a pris une autre route que la voie habituelle; quatrièmement, la femme dont la sécrétion lactée se trouve brusquement enrayée ; cinquièmement, ceux chez lesquels il se fait un arrêt brusque d'un écoulement quelconque durant depuis un certain temps. Je n'insisterai point sur ces divers troubles, seulement je signalerai comme la suppression la plus grave celle de la sécrétion lactée, par cette première raison que la sécrétion dont s'agit est nécessaire, continue et considérable ; par cette deuxième, que les voies biliaires ont été engorgées dans tout le cours de la grossesse ; par cette troisième raison également puissante, que la gestation a été une cause grave de spoliation pour la femme ; enfin par cette quatrième et dernière raison, que la femme qui nous occupe subit encore les conséquences du traumatisme utérin résultant de l'accouchement.

§ 2. Troubles personnels. Ces troubles sont nombreux. Dans les hypothèses les plus simples, le sang dont à un titre quelconque, l'économie n'a plus que faire, se dirige vers le foie. Là il est converti en grande partie en bile, puis, si cette sécrétion biliaire nouvelle n'est pas écoulée entièrement, elle augmente l'obstruction qui peut déjà exister dans l'organe hépatique et ses premières voies. Telle est la cause des deux premiers troubles personnels qui ont leur importance : A. Sécrétion biliaire nouvelle et continue ; B. Engorgement du foie. En outre cette sécrétion augmentant de plus en plus, le sang à éliminer est obligé de se diriger vers d'autres appareils, les poumons, le cerveau, etc... ce qui constitue une troisième sorte de trouble également grave.

Deux mots maintenant sur l'hypothèse la plus dangereuse, sur la suppression du lait chez la jeune mère. Nous savons, par ce que nous avons dit plus haut, combien la tâche du médecin sera rude et la santé de la malade compromise. Le lait déjà formé n'ayant point d'autre issue que celle qui lui est fermée, reste emprisonné dans l'économie qu'il va profondément altérer, en outre le sang servant à cette sécrétion considérable et incessante ne peut gagner le foie qui a été engorgé pendant la grossesse par le sang des menstrues. Ces produits se dirigent donc forcément vers des organes de voisinage. Ils gagneront les poumons, le cerveau et produiront des désordres difficilement remédiables jusqu'à ce jour, et le plus souvent mortels. Je me hâte de quitter ce sombre tableau pour arriver à la thérapeutique.

§ 3. Notions générales sur le traitement de ces troubles. Premièrement : de la femme en état de gestation. En faisant le premier de nos groupes spéciaux, c'est-à-dire la femme en état puerpéral, nous avons formulé la médication que comportait son état ; quoi qu'il en soit, nous ne croyons pas inutile de revenir ici brièvement sur les conseils qui suivent, avec d'autant plus de raison qu'ils vont servir de base aux trois autres hypothèses. Il faudra de temps en temps vider les voies biliaires par les anti-bilieux ordinaires et des purgatifs appropriés sans gêner le produit de la conception et sans spolier autrement la femme. Dans les premiers temps de la grossesse, on emploiera de préférence, soit l'huile de ricin à la dose de 30 grammes à prendre le matin à jeun dans une tasse de bouillon à l'oseille ou de veau, soit le calomel à la dose de 0,60 centigrammes à prendre le soir dans une cuillerée à bouche de lait ou un peu de miel. A une époque plus avancée on emploiera les anti-bilieux accoutumés, soit : tartre stibié, 0,075 milligrammes à prendre le matin à jeun en une fois dans un verre d'eau sucrée ; enfin on emploiera les toniques, le cas échéant, et l'on recourra de temps en temps aux pilules de sulfate de quinine pour désobstruer la rate 0,60 centigrammes en six pilules à prendre deux le matin, deux à midi, deux le soir. Le traitement de la première hypothèse sera indispensable surtout quand la femme sera atteinte d'une diathèse quelconque, fût-elle légère, quand même il ne s'agirait que du tempérament lymphatique ou scrofuleux. Dans tous ces cas la médication sus-préconisée aura pour résultat : 1° de prévenir les maladies régnantes ; 2° de prévenir ou d'amoindrir dans la mesure du possible les maladies spéciales à la grossesse, à l'accouchement et à ses suites, notamment l'albuminurie, l'éclampsie, la suppression lactée et la fièvre puerpérale ; mais n'anticipons pas plus sur les effets de notre médication préventive qui consiste en anti-bilieux, fébrifuges et toniques, nous reviendrons sur cette matière délicate qui a nom : Préservation des maladies, dans le chap. V, n° 2 *in fine*.

Deuxièmement : De la femme parvenue à l'âge critique : dans le temps où la ménopause deviendra imminente, on mettra en état le foie et ses premières voies à l'aide des moyens sus-préconisés : en outre, si la santé était alors trop riche, la diète serait observée, et de grands bains tièdes de trois quarts d'heure de durée seraient pris tous les quinze jours ou toutes les trois semaines, pendant cinq à six mois.

Troisième hypothèse. Arrêt de l'écoulement des règles par l'utérus et le vagin. Dérivation sur un autre point. Le médecin fera tous ses efforts pour rétablir le cours normal des menstrues. S'il n'y parvient point, et que la vie de la femme soit compatible avec cet état nouveau , si, par exemple, la femme vomit tous les mois, il sera prudent de surveiller le plus possible toutes les autres causes de sécrétion biliaire climatérique ou autres, et de vider régulièrement, de la façon la moins fatigante au moyen des cholagogues sus-mentionnés (huile de ricin et calomel), et quelquefois aussi à l'aide de l'émétique sus-formulé.

Quatrième hypothèse. Suppression brusque d'un écoulement normal ou anormal.

A. Suppression de la sécrétion lactée. Si l'on a eu le soin de traiter la femme en état de gestation à raison des diverses sécrétions biliaires auxquelles elle est exposée pendant sa grossesse par les cholagogues, le sulfate de quinine et les toniques, ainsi qu'il a été dit ci-dessus, la suppression qui nous occupe sera rare et pourra être attaquée le plus souvent d'une façon efficace. Il faudra d'abord recourir à un éméto-cathartique et au sulfate de quinine ; ensuite aux sudorifiques, voire même aux anti-phlogistiques, surtout si la congestion ou l'inflammation tendait à envahir le cerveau, il ne faudra jamais hésiter devant l'emploi des moyens énergiques, car la temporisation conduirait vite à la mort ou à des désordres irréparables.

B. Suppression d'un écoulement anormal, tel qu'un ulcère. D'abord recourir aux anti-bilieux et au sulfate de quinine sus-préconisés, examiner ensuite l'organe atteint, et si la santé était gravement compromise, rétablir l'écoulement ancien, si la chose était praticable. Ainsi, sur une jambe dont la sécrétion serait tarie, on appliquerait des sinapismes ou des vésicants plus énergiques ; en même temps, on traiterait l'organe vers lequel se serait dirigé le sang de l'ulcère par une médication topique telle que, sangsues, ventouses, vésicatoires, et, par des adjuvants appropriés à l'appareil malade.

Conclusion générale, tirée des sept groupes spéciaux qui viennent d'être étudiés. Cette conclusion est la suivante, et forme notre 27° loi : « Les principaux groupes spéciaux sont la puerpéralité (femme en état de gestation, récemment accouchée), l'ivrognerie et la première enfance. »

22° Déductions tirées des troubles personnels dans lesquels on rencontre le plus de sécrétions biliaires, soit des hémorrhoïdes et des vomissements quotidiens plus ou moins coërcibles (loi 15). — Les sécrétions biliaires étant continues chez la femme en état de gestation, chez l'ivrogne, chez le pléthorique, chez les individus à tempérament sanguin et bilieux, etc., les voies biliaires et le foie s'engorgent vite, de manière à ne plus pouvoir remplir leurs fonctions, d'où les questions suivantes : Première question, que devient la bile en excès ? Que devient le sang destiné à faire de la bile, alors qu'il ne peut plus être reçu dans le foie par trop obstrué ? Première question : La bile, chez les gens sus-énumérés, tend à se faire jour au dehors par la voie du vomissement. Telle est la source des vomissements plus ou moins coërcibles chez la femme qui a conçu ; telle est la source de la pituite dans les autres classes susdénommées. Deuxième question : Voyons maintenant ce que devient le sang destiné à faire de la bile, du jour où il ne peut plus être admis dans le foie dont la trame est engorgée. Ce sang peut prendre diverses routes dans l'économie ; il se dirige souvent vers le rectum ; il emplit outre mesure les veines de cette région et constitue peu à peu ces tumeurs multiples que l'on appelle des hémorrhoïdes.

Le lecteur qui voudra vérifier l'étiologie de ces tumeurs pourra se reporter au dictionnaire en trente volumes (*verbo Hémorrhoïdes*, page 101. II. Etiologie). Il verra là, comme je le disais dans mon introduction, des matériaux d'une certaine valeur pour l'étude des maladies dont il s'agit, mais des matériaux non assemblés et surtout inexpliqués.

Utilité de ces déductions. A. Pour arrêter les vomissements de la malade qui a conçu, il faudra vider de bonne heure et souvent les voies biliaires de la façon la plus appropriée à la grossesse. En agissant ainsi, on évitera les vomissements incoërcibles et les tumeurs hémorrhoïdaires.

B. Pour remédier à la pituite et aux hémorrhoïdes des autres catégories qui font par diverses sources, de la bile en excès, il faudra vider souvent les voies biliaires par les anti-bilieux, désobstruer le foie à l'aide de vésicatoires volants répétés, et surtout lutter contre les causes souvent multiples de l'infection bilieuse. D'où ma vingt-sixième loi :

« § 1er. Toutes les fois que l'organe hépatique sera engorgé à la suite de sécrétions biliaires climatériques et surtout de sécrétions biliaires non climatériques, il tendra à se débarrasser de la bile en excès par des vomissements plus ou moins réguliers que l'on rencontre, notamment chez la femme enceinte ou chez l'ivrogne ; chez ces derniers les déjections dont s'agit prennent le nom de pituite.

» § 2. Souvent, dans ces circonstances, le foie sera exonéré du sang à faire de la bile par une dérivation de ce sang du côté du rectum, dérivation qui donnera lieu peu à peu à ces tumeurs sanguines que l'on appelle des hémorrhoïdes. »

23° *Conclusions sur les troubles personnels.* — Les troubles personnels constituent le deuxième élément du diagnostic. Cet élément nouveau, qui se compose des deux sections ci-dessus mentionnées dans notre classification, servira surtout à élucider la question de la contagion dans les maladies pestilentielles. On peut formuler ainsi les principales conséquences de ce deuxième élément du diagnostic. Première conséquence. Le porteur d'un ou de plusieurs troubles personnels sera plus vite et plus gravement atteint que les autres des maladies de saison ; ainsi, parmi les habitants d'une maison envahie par le choléra, le fléau frappera presque fatalement l'enfant, la femme enceinte, l'ivrogne, le convalescent d'une maladie grave, tandis que le plus souvent, il se montrera impuissant et bénin vis-à-vis de l'adulte dans les conditions ordinaires de la vie. Deuxième conséquence. L'essence des troubles personnels, au point de vue thérapeutique, c'est qu'il devra y être remédié, soit à titre de prophylaxie avant l'apparition de toute maladie régnante à des époques déterminées dans le cours de ce travail, soit d'une façon curative lorsque l'affecti n de saison viendra à éclater. Dans cette deuxième hypothèse les indications dirigées contre le ou les troubles personnels seront toujours instituées dès le début, et avant tout remède dirigé contre la maladie régnante.

Réflexions terminales. Je viens de retracer, en deux sections et en sept groupes spéciaux, les voies ordinaires par lesquelles les altérations sanitaires qui se représentent chaque année, font irruption dans les sociétés ; ma tâche et celle de mes prosélytes sera désormais celle-ci : Combler la plupart de ces routes le plus vite possible, diminuer la mortalité engendrée par les maladies de toute sorte et notamment par les affections aiguës, médicales ou chirurgicales, afin de rendre à l'homme, dans la mesure du possible, la force et la longévité de ses aïeux. Dans une pareille entreprise, je ne compte pas seulement sur les efforts de mes sectateurs, je compte encore sur l'aide des gouvernements et sur le concours de tous les êtres qui s'élèvent au-dessus de leurs semblables, soit par leur intelligence, soit par un noble emploi de leur fortune.

24° Troisième élément des maladies, notamment des maladies régnantes. De la fièvre, laquelle représente la somme des troubles réel et personnel. — L'élément qui va nous occuper peut former, dans certains cas, le dernier de ceux qui entrent dans la composition de la maladie régnante ; dans ces cas, la maladie de saison se compose seulement de trois sortes de troubles. C'est ce qui arrive dans la deuxième variété de la première famille, c'est-à-dire dans la bilémie fébrile ou infection bilieuse pyrétique (embarras gastrique fébrile des auteurs). Cet élément fort intéressant représente la somme des troubles composant les deux premiers éléments et, comme dans ces troubles il y a souvent de l'infection bilieuse double ou triple, la rate s'engorge facilement à la suite des diverses sources d'empoisonnement bilieux, et la fièvre dont il s'agit sera toujours utilement attaquée par le sulfate de quinine, si toutefois elle n'a pas été jugée dans une première visite à l'aide d'une indication anti-bilieuse, indication par laquelle il faudra toujours commencer la série des médicaments. Lorsque les troubles composant la maladie régnante seront au nombre de quatre, savoir : A. Trouble réel ou infection bilieuse climatérique ; B. Trouble personnel représenté, soit par de l'infection bilieuse symptômatique suivie rapidement d'anémie, hypothèse qui est la plus fréquente, soit par de l'anémie seulement ; C. Fièvre, résultante des deux premiers éléments ; D. Et une maladie régnante représentée par sa symptômatologie spéciale ; dans ce cas, il s'agira soit de l'une des deux dernières variétés de la première famille, soit de l'une des variétés des deuxième et troisième familles, d'une fièvre typhoïde par exemple , dès lors, la fièvre des deux premiers éléments se confond avec la fièvre représentant les altérations du quatrième, de façon qu'il résulte de cette association soit une union ou une simple coexistence du quatrième élément avec les deux premiers. En tous cas, à supposer que l'adjonction du quatrième élément aux deux premiers fasse une combinaison intime, une entité morbide quasi indivisible, il n'en sera pas moins utile au point de vue du traitement de faire la distinction des deux fièvres ou des deux groupes d'altérations pour attaquer énergiquement les troubles des deux premiers éléments d'abord, et la fièvre qui leur est afférente ensuite ; de cette façon, on désagrégera en quelque sorte leur amalgame avec le quatrième élément, puis en agissant ainsi, on débute par où il fallait commencer, et l'économie désinfectée des deux premiers troubles réel et personnel va se trouver plus forte en face de la partie essentielle du quatrième élément. Pour rendre ma pensée complétement saisissable, je veux prendre un exemple : supposons la suette. Cette maladie a passé jusqu'ici pour une entité morbide non décomposable. D'après nos errements, nous voyons d'abord dans cette affection contagieuse le premier élément, c'est-à-dire la bilémie climatérique ; en deuxième lieu, à côté de ce premier élément, il existe souvent un ou plusieurs troubles personnels ; en troisième lieu, nous ne pouvons plus méconnaître le trouble circulatoire, la pyréxie dépendante de ces deux premiers troubles. Enfin, il se joint, à ces trois sortes de troubles, un trouble spécial, *sui generis,* qui fera de son adjonction, avec les trois premiers, l'entité morbide appelée suette. Comme on le voit, on peut décomposer la suette en quatre parties : 1° trouble réel, 2° trouble personnel quand il existe, ce qui est le plus fréquent, 3° fièvre représentant la somme, soit du trouble réel seul, soit des deux troubles réel et personnel, 4° élément spécial, encore inconnu à l'heure où j'écris, représentant le trouble de saison proprement dit, trouble sur lequel je m'expliquerai suffisamment et utilement quand je ferai une étude spéciale de la suette.

25°. *Du quatrième élément qui d'habitude entre dans la composition des maladies régnantes. Notions sommaires sur le dégagement de l'inconnue relative à l'affection de saison.* — Commençons par expliquer d'une façon complète le sens de ces mots : «qui d'habitude.» I. Quelquefois la maladie régnante se compose d'un seul élément. Un homme se plaint sans fièvre, il est atteint de bilémie climatérique non fébrile, c'est le trouble réel, c'est l'embarras gastrique des auteurs. II. Plus souvent, la maladie régnante se compose de deux éléments, de la bilémie non fébrile sus-dénommée et d'un ou plusieurs troubles personnels. Ces deux troubles réel et personnel constituent la première variété de notre première famille qui   "? décrite ci-après : jusqu'ici point de difficulté. III. D'autres fois, la fièvre apparaît et la maladie régnante va compter trois ou quatre éléments. C'est ici que se place l'étude du quatrième élément, lequel, outre les trois premiers éléments du diagnostic, (trouble réel personnel et fièvre) comprendra avec une évolution rapide toute une séméiologie qui lui sera propre, tandis que si la maladie ne compte que trois éléments, la fièvre, ainsi que nous le savons, représentera uniquement la somme des deux premiers éléments, c'est-à-dire des troubles réel et personnel. Quels seront les moyens de résoudre la difficulté ?

Première visite. Premier moyen. Nous avons pour la première visite et cela soit dit par anticipation sur le cinquième chapitre, nous avons, dis-je, à notre disposition une indication à peu près unique, c'est la médication anti-bilieuse. On peut chercher le premier jour la nature de tous les troubles existants ; mais il n'y a pas à chercher un autre médicament que les anti-bilieux. Nous pouvons donc attendre jusqu'au deuxième jour pour savoir si la maladie sera à trois ou à quatre éléments.

Deuxième visite. Si la maladie est à trois éléments, nous verrons, vers le deuxième jour, une amélioration véritable qui sera avouée par le malade et reconnue par le médecin ; il s'agira purement et simplement de l'une des espèces de la deuxième variété de notre première famille, espèces dont les principales seront énumérées au chapitre V lorsque nous ferons l'étude intéressante de cette variété. Supposons

que lors de la deuxième visite l'amélioration ne soit point
franche, qu'il s'agisse en d'autres termes, d'une affection
à quatre éléments, soit des deux dernières variétés de la
première famille (fièvre bilieuse et choléra nostras), soit de
la deuxième ou de la troisième famille ; comment dégager
cette inconnue ? Pour éviter des redites, je renvoie la solution de cette question au chapitre V, n° 14 ; seulement, je
vais terminer ce que j'ai à dire sur la deuxième visite par
les observations suivantes.

Première observation. L'indication générale de la
deuxième visite sera le sulfate de quinine et le chiendent
pour tisane.

Deuxième observation. Le plus souvent les nombreuses
variétés composant les deux premières familles sont amoin-
dries et en quelque sorte annihilées par la médication qui
est instituée contre les premiers éléments du diagnostic,
c'est-à-dire contre les troubles réel et personnel et la fièvre
qui en est la résultante, de sorte qu'en général, la thérapeutique concernant le quatrième élément se réduit à
fort peu de chose. Cette thérapeutique a le plus souvent
pour objet quelques symptômes aussi faciles à reconnaître
qu'à traiter.

Troisième observation. Importance et danger du quatrième élément dans certaines circonstances. L'affection
de saison est annihilée et mise le plus souvent à néant,
lorsque l'on a lutté contre les deux troubles préexistants
et la fièvre qu'ils ont produite, cela est vrai ; mais si la médication dont s'agit n'a point eu lieu lors de l'apparition du
mouvement fébrile, la maladie régnante marche, s'aggrave
et opère souvent dans l'économie des désordres qui mènent, les uns à des affections chroniques et les autres à la
mort ; ainsi la suette mal soignée produit des affections
gastriques qui durent de longues années ; l'érysipèle du

cuir chevelu, mal ou tardivement attaqué, peut conduire à la mort ; la fièvre typhoïde, insuffisamment combattue, engendre parfois des désordres graves chroniques, notamment dans la masse nerveuse encéphalique, très-souvent elle mène à une issue fatale.

26° *Ce qu'il faut retenir de ce chapitre.* — Le chapitre IV ayant donné lieu à des détails forts longs, je me contenterai de formuler dans ce numéro les lois qui y sont renfermées.

Dix-septième loi : « Dans la majorité des maladies régnantes, le diagnostic se compose de quatre sortes de troubles. Première sorte : bilémie ou infection bilieuse climatérique. Deuxième sorte : troubles personnels habituellement composés A de bilémies nouvelles rapidement suivies d'anémie, de bilémie symptômatique ; B d'une cause primordiale et de troubles organiques consécutifs à cette même cause. Troisième sorte : fièvre initiale représentant la somme de ces deux premiers éléments, fièvre allumée en même temps que le trouble circulatoire dépendant de la maladie régnante. Quatrième sorte : maladie régnante composée de ses signes et symptômes et de la fièvre qui représente les altérations constitutives du trouble de saison, altérations dont elle suit la marche progressive, en élevant elle-même son rythme d'une façon proportionnelle à cette séméiologie. »

Dix-huitième loi : « Les troubles personnels se composent de différences appréciables et quotidiennes entre l'adulte bien portant et celui qui ne l'est pas. »

Dix-neuvième loi : « Ces différences font l'objet de deux sections principales. La première section a trait à quatre sortes de bilémies non climatériques. La première relative à l'altération de l'air ambiant ; la deuxième concernant une perte quelconque pour l'économie de l'oxygène inspiré ; la troisième relative à l'élimination de la part du foie d'une portion de sang dont l'économie semble n'avoir que faire ; la quatrième concerne l'anxiété native et les émotions vives. »

La deuxième section se compose de nombreuses classes dans lesquelles les troubles personnels se traduisent en anémie, refroidissement et altération de la molécule organique ; elle comprend sept lois dont l'énumération suit : lois 20, 21, 22, 23, 24, 25 et 26 ci-dessus formulées sous la section dont s'agit.

Vingt-septième loi relative à la gravité des troubles personnels.

« § 1er. Les trois principaux groupes spéciaux sont : la puerpéralité, l'ivrognerie et la première enfance.

» § 2. Ces groupes aggravés d'une diathèse exposent ceux qui en sont atteints à une courte existence, laquelle est encore abrégée par la survenance d'une maladie régnante. »

Vingt-huitième loi : « § 1er. Cause et traitement des vomissements chez la femme enceinte, du vomissement dit pituite, chez l'ivrogne et autres.

» § 2. Cause et traitement des hémorrhoïdes dans ces diverses classes et autres. »

CHAPITRE V

Classification des maladies régnantes en familles, variétés, espèces et genres. Étude pratique et guérison des troubles morbides composant lesdites familles, variétés et espèces. Première famille. Quatre variétés. Application de nos lois à la chirurgie et à toutes autres maladies.

SOMMAIRE

1° *Division en deux classes des troubles qui entrent dans la composition des maladies régnantes.*

2° *Première classe. Étude des troubles divisés, étude des troubles réel et personnel, ou préservation des maladies régnantes.*

3° *Deuxième classe. Des quatre troubles réunis formant la somme des troubles qui entrent habituellement dans la composition des maladies régnantes, soit des maladies régnantes elles-mêmes.*

4° *Division en trois familles des maladies régnantes dans le temps morbide (printemps, été).*

5° *Première famille. La première famille se compose de quatre variétés. Première variété : Des bilémies non fébriles climatériques (embarras gastrique des auteurs) ; bilémies unies ou non à des troubles personnels, notamment à des bilémies également apyrétiques, mais non climatériques.*

20° *Troisième variété. De la fièvre bilieuse. Espèces en lesquelles elle se subdivise.*

21° *De la fièvre bilieuse envisagée d'une manière générale.*

22° *Traitement. Première partie.*

23° *Deuxième partie : formules et ordonnances jour par jour.*

24° *États décrits sous le nom de fièvre bilieuse par Wade-Shields, chirurgien du Centurion.*

25° *Détails spéciaux sur les espèces de la fièvre bilieuse.*

26° *Quatrième variété du choléra nostras : espèces en lesquelles il se subdivise.*

27° *Du choléra nostras envisagé d'une manière générale.*

28° *Du traitement.*

29° *Formules et ordonnances du choléra nostras jour par jour.*

30° *États décrits sous le nom de choléra nostras par le professeur Bertulus de Marseille.*

31° *Appendice au premier opuscule. Notions générales sur l'effet des lois fondamentales de la médecine appliquées à la chirurgie civile et militaire.*

32° *Ce qu'il faut retenir de ce chapitre.*

33° *Résumé général ou textes des lois contenues dans ce premier opuscule.*

—

1° *Division en deux classes des troubles qui entrent dans la composition des maladies régnantes.* — Les quatre sortes de troubles que l'on trouve généralement dans les maladies régnantes sont divisés ou unis ; ils sont divisés avant la maladie régnante, ils sont unis quand la maladie de saison vient à apparaître. Quels sont les troubles que l'on rencontre avant l'apparition de la maladie régnante ? Les troubles antérieurs à l'affection saisonnière, au nombre de deux, sont, on le sait, le trouble réel ou la bilémie climatérique et le trouble personnel, différence sanitaire entre l'adulte bien portant et celui qui ne jouit pas de ces avantages, différence déterminée et classée dans le chapitre IV. Voyons maintenant les troubles existants lors de l'affection régnante. Tous ces troubles réunis sont : 1° le trouble réel; 2° le ou les troubles personnels; 3° la manifestation morbide représentant la somme des deux troubles préexistants, c'est-à-dire la fièvre; 4° enfin le trouble de saison lui-même. Nous commencerons par l'étude des troubles séparés. Après cette étude toute neuve et d'un immense intérêt qui fera l'objet du n° 2, nous aborderons l'étude des troubles unis, c'est-à-dire l'étude des maladies régnantes, étude que nous ferons précéder d'une nomenclature, également neuve et propre à ménager à chacun les aridités de la science médicale et à rendre pleine d'attraits l'étude clinique qui a pour objet immédiat le rétablissement de la santé.

2° *Première classe. Etude des troubles divisés, étude des troubles réel et personnel, ou préservation des maladies régnantes.* — Cette étude répond à une variété préliminaire qui serait ainsi formulée : Une personne habituellement malade dans le temps de végétation ou craignant de l'être, vient consulter. Qu'y a-t-il ? Que faut-il faire ? Les développements qui suivent répondent d'une façon précise à ces deux questions. Premièrement, nous ferons l'étude concernant la symptômatologie et le traitement du trouble réel ou de la bilémie climatérique. Deuxièmement, nous aborderons l'étude relative à la symptômatologie et au traitement du trouble personnel, trouble dans lequel il entre généralement de la bilémie non climatérique.

Observations préliminaires. A l'aide de la médication qui va être instituée contre les troubles réel et personnel,

les individus qui en font un usage suffisamment renouvelé
se guériront d'abord de la bilémie climatérique , ils se guériront ensuite dans la mesure du possible du trouble personnel, c'est-à-dire de ses manifestations quotidiennes et
continues. Enfin, par cette sage et prudente médication,
ces mêmes personnes se mettront à l'abri des maladies
régnantes en plaçant l'économie dans des conditions suf-
fisantes de résistance à tout germe morbide ; comme on le
voit , de puissants motifs existent pour recourir *a priori*
au traitement des troubles réel et personnel.

En s'engageant dans cette voie féconde, on détruit à
mesure qu'ils se montrent les deux premiers et les deux
principaux éléments que l'on retrouve dans la composition
du diagnostic de toute maladie régnante. En effet, sans ces
deux éléments l'affection saisonnière est privée du caractère important et essentiel de la viabilité : si donc nous
savons quand et comment il faudra remédier à ces deux
troubles et cela avant l'apparition du trouble de saison,
nous aurons ajourné celui-ci indéfiniment et nous aurons
rendu ainsi à l'humanité tout entière un service immense :
telle est la tâche que nous nous proposons dans les lignes
suivantes. En accomplissant cette besogne, nous aurons créé
un moyen à peu près radical de remédier à la mortalité
effrayante qui forme comme l'apanage de certaines maladies saisonnières ; qu'il me suffise de parler de la variole,
de la fièvre typhoïde et du choléra ; seulement, je le répète,
pour arriver aux résultats si désirables que je viens de
signaler, j'ai besoin que les gouvernements me débar-
rassent autant que possible de l'ivrogne et des logements
insalubres, logements qui se trouvent non-seulement chez
le pauvre, mais encore chez le riche ; fréquemment, en
effet, l'opulent loge son serviteur dans une chambre
complétement insalubre, à raison de son exiguïté ou

de sa situation trop chaude en été, et trop froide en hiver.

Premièrement. Etude sur la symptômatologie et le traitement du trouble réel ou de la bilémie climatérique.

I. Cause du trouble réel ou de la bilémie climatérique. Le trouble réel, la bilémie climatérique reconnaît pour cause la chaleur solaire qui dure pendant le temps de végétation. Ouvrez les livres médicaux écrits sur la zone torride, vous y verrez que l'hypersécrétion biliaire est en quelque sorte de l'essence des pays chauds. Qu'il se fasse dans ces régions une aggravation brusque de la chaleur, la fièvre bilieuse éclate de tous côtés avec une intensité qui n'échappe à personne. Qu'il survienne dans ces parages un navire des pays septentrionaux, la fièvre que je viens de nommer se traduit par des signes et symptômes plus graves encore, surtout du côté du cerveau. Le trouble bilieux naît donc avec les chaleurs du temps pour croître avec elles ; ce trouble de saison produit tant sur place qu'à distance, et à mesure qu'il grandit des désordres fonctionnels et anatomiques d'une très-grande importance, désordres sur lesquels nous aurons, au cours de ce travail, surtout en parlant de la fièvre typhoïde et de la fièvre puerpérale, l'occasion d'appeler l'attention du lecteur.

II. Moment d'apparition. Le soleil qui, aux approches du printemps, va faire la germination, fera aussi la bilémie générale ou l'intoxication bilieuse, bien qu'à l'état latent, soit la bilémie climatérique ou le trouble réel.

III. Universalité de la bilémie générale. La cause (le calorique de végétation) devait produire un trouble sanitaire général, absolu et s'appliquant à tous, de sorte que tous les êtres qui dans un pays donné traversent la première partie du printemps, sont fatalement atteints de bilémie ; ainsi sur cent individus pris vers le milieu du printemps dans une agglomération d'hommes, cent sont atteints de bilémie générale ou climatérique. Sur un pareil nombre pris dans la deuxième période du temps morbide, dans l'été, ce nombre tout entier se trouve encore atteint. Déduction. Si tout le monde est atteint du trouble réel ou bilémie climatérique, ce trouble sera donc de toutes les maladies et il faudra toujours placer en tête des troubles existants cette même bilémie générale, si peu apparente qu'elle soit.

IV. **Marche et développement.** La bilémie étant causée par la chaleur devait se développer et grandir avec elle ; aussi les troubles sanitaires consécutifs de l'empoisonnement bilieux seront-ils toujours comme développement local ou à distance dans un rapport exact avec l'intensité du calorique, c'est-à-dire avec la marche de la saison ; ils nécessiteront par suite, selon l'exigence des temps, surtout en cas d'épidémie, le renouvellement de la médication primitive ; en outre les indications seront plus complexes et plus variées, puisque des désordres plus ou moins graves auront pu se produire, exemple l'engorgement de la rate et la gêne de ses fonctions.

V. **Durée.** La bilémie naissant et grandissant avec le calorique de végétation, durera sans grand danger chez l'adulte bien portant aussi longtemps que les chaleurs qui commencent et finissent avec les diverses phases de la végétation, mais pas plus longtemps ; aussi aux approches de l'automne, quand la course ascendante du thermomètre s'arrêtera, pour effectuer une nouvelle course en sens inverse ou descendante, l'intoxication bilieuse subsistera encore ; mais elle suivra d'une façon mathématique une marche rétrograde. Chez les êtres, au contraire, qui seront atteints de troubles personnels, la bilémie durera également tout le temps de végétation, mais avec tous les dangers que font courir les maladies régnantes des temps chauds, puis, lorsque le thermomètre cessera de monter, la bilémie tendra à diminuer, beaucoup plus difficilement toutefois que chez l'adulte bien portant, et cette extinction sera d'autant moins complète que le trouble personnel sera plus grave. Cela soit dit par anticipation sur l'opuscule dans lequel nous traiterons des maladies régnantes en automne et en hiver.

VI. Signes et symptômes. Quant aux signes et symptômes, je les mentionne ici seulement pour ordre, attendu que je n'ai point à établir un diagnostic que chacun connaît, la bilémie climatérique étant une affection réelle et absolue du temps de végétation ; il suffit à cet égard de savoir le temps dans lequel on vit. Les signes et symptômes dont s'agit sont à l'état de début, ceux des deux premières variétés de la première famille, c'est-à-dire de la bilémie non fébrile et de la bilémie fébrile ; nous les résumons ainsi :

A. Œil. Les conjonctives oculaires n'ont plus leur blancheur normale, cette coloration se trouve remplacée par une teinte légèrement jaunâtre. B. Langue. La langue a échangé sa couleur rose de l'état de santé contre une teinte également jaunâtre que l'on appelle enduit saburral. Exception à cette coloration de la langue, chez les êtres atteints de trouble personnel : lorsque la bilémie de l'été précédent ne s'est point dissipée dans l'hiver, soit à cause d'un trouble personnel grave comme l'anémie de la jeune fille en voie de formation, la langue présente surtout à l'extrémité un pointillé et une coloration rougeâtres très-accentués ; dans ce dernier cas, le malade rend tout à la fois des matières jaunâtres et verdâtres, et ces excrétions de couleur verte, sont la démonstration de l'indispensabilité de remédier à l'état des voies biliaires. C. L'appétit a quelque peu diminué. Ce n'est plus la faim de l'hiver. D. L'aptitude au travail a également subi une diminution, si légère qu'elle soit.

VII. Traitement. D'après les détails qui précèdent, l'intérêt du trouble réel, de la bilémie climatérique, gît tout entier dans le traitement ; le lecteur devra donc retenir précieusement les développements qui vont suivre. De cette façon, il sera suffisamment initié aux premières et indispensables notions de la thérapeutique. Il saura, sur cette première altération de la santé, tout ce qu'il doit savoir, car ce qu'il y a de plus difficile dans l'art de guérir c'est la notion du trouble : les indications ne sont qu'affaire de mémoire. Ici le trouble qui résulte de la saison est aussi commun que la saison elle-même, vu que c'est la saison qui le fait. Reste donc à résoudre et à retenir la question de traitement, comme seule et dernière étude ; cette étude, nous pouvons le proclamer hautement, n'exige de tous et d'un chacun qu'une dose ordinaire de sens commun et de mémoire.

§ 1er. Des personnes atteintes de trouble personnel.
§ 2. Des personnes non atteintes de trouble personnel.
§ 3. Traitement à suivre.

§ 1er. Des personnes atteintes de troubles personnels. 1° Vers le milieu d'avril et, 2° plus tard dans le cours du temps de végétation, à l'approche d'une épidémie, les personnes atteintes de trouble personnel devront faire usage de la médication instituée dans le § 3.

§ 2. Des personnes non atteintes de trouble personnel. A. A l'approche d'une épidémie, surtout d'une épidémie grave, chacun, sans aucune distinction de bonne ou de mauvaise santé, devra sans retard prendre la médication formulée sous le § 3. B. Lorsque l'hiver se sera écoulé sans gelées, ni frimas, chacun, encore valide ou non devra, dans le premier tiers du printemps, suivre les prescriptions que nous allons immédiatement formuler.

§ 3. Traitement à suivre. Médication à faire dans les diverses hypothèses qui viennent d'être prévues : Ipéca pulvérisé 1 gr. 50 centigr., tartre stibié 0,05 centigr. : mêlez ; à prendre le matin à jeun, en une fois, dans le tiers d'un verre d'eau sucrée.

II. Cette ordonnance peut être remplacée par la suivante, pour les personnes qui prennent difficilement des médicaments sapides. Tartre stibié 0,10 centigr., pour les adultes ; pour les femmes et les personnes peu robustes, il suffira de prendre 0,075 milligr. de tartre stibié ; ce médicament sera pris en une fois, le matin à jeun, dans un verre d'eau sucrée.

III. Pour les enfants et les adolescents, les doses seront proportionnées selon ce qui se pratique habituellement. Ainsi, lorsque l'adulte prendra 1, l'enfant au-dessous d'un an prendra 1/15 à 1/12.

L'enfant à deux ans	prendra	1/8
à trois ans	—	1/6
à six ans	—	1/4
à sept ans	—	1/3
à quatorze ans	—	1/2
à vingt ans·	—	2/3
de vingt à soixante ans		1.

IV. Si cette médication ne suffit pas, en d'autres termes si les évacuations n'ont pas été abondantes, on prendrait dans les trois jours suivants la préparation ci-après : Calomel à la vapeur, 0,80 centigrammes pour les adultes, et 0,60 centigrammes pour les femmes délicates, à prendre le soir deux heures après le repas dans une cuillerée ordinaire de lait ou dans une cuillerée à dessert de miel. Même observation que ci-dessus pour les doses décroissantes en remontant de l'adolescence à la première enfance. Nous faisons des réserves pour les vomitifs que nous venons de préconiser, lorsqu'il s'agira du choléra infantile; nous nous expliquerons amplement sur ce point en faisant l'étude de cette variété qui fait partie de notre deuxième famille étiquetée : de la pestilence.

V. Si lors de la médication qui vient d'être formulée, la bilémie est accompagnée de constipation, l'ipéca stibié et le tartre stibié seront remplacés par l'éméto-cathartique suivant pour les adultes : Sulfate de soude, 25 gr., tartre stibié, 0,05 centig.; mêlez : à prendre le matin à jeun en deux fois, dans deux verres d'eau tiède et sucrée, à dix minutes d'intervalle; pour les enfants, on aurait recours au sirop de chicorée qui serait prescrit de la façon suivante : Sirop de chicorée composée, 30 gr., décoction de chiendent, 30 gr., à prendre par cuillerée dans les vingt-quatre heures.

Observations importantes. Première observation. Il ne faudrait pas craindre de répéter la médication que nous venons de formuler comme on répète une saignée dans une inflammation, si la bilémie n'avait point cédé à un premier traitement. Toutefois, nous nous hâtons d'ajouter que cette nécessité se présentera très-rarement pour la bilémie climatérique. Deuxième observation, applicable à la chirurgie. Toutes les fois qu'il s'agira de pratiquer une opération, il faudra débarrasser le malade quelques jours auparavant, non-seulement du trouble réel, de la bilémie climatérique, mais encore, dans la mesure du possible, du ou des troubles existants, ainsi, au point de vue des deux troubles réel et personnel, on débarrassera les appareils biliaire et splénique à l'aide de vomitifs et de quinquina, puis on tonifiera le malade pendant quelque temps à l'aide de viande, de fer et de vin. Dans le cas où les mesures qui

11

précédent n'auraient point été prises avant l'opération, on y aurait recours dans les premiers jours qui la suivraient. Ce serait le moyen d'éviter des suites graves et souvent mortelles.

Deuxièmement. Étude sur la symptômatologie et le traitement du trouble personnel, trouble dans lequel il entre généralement de la bilémie non climatérique et de l'anémie consécutives.

Le trouble personnel, au point de vue de ses manifestations morbides et de son traitement, est beaucoup plus important que le trouble réel, en tant qu'il s'agit d'instituer contre ces troubles une médication antérieure à la maladie régnante, une médication préventive de la maladie de saison. En effet, dans le trouble réel ou bilémie climatérique, nous avons, comme altérations sanitaires, l'infection bilieuse, l'anémie, l'engorgement de la rate et la non-réparation des globules ; comme traitement, nous avons la médication dirigée contre l'hypersécrétion biliaire, contre l'anémie et l'engorgement de la rate, tandis que dans le trouble personnel, les altérations dont s'agit, concernant le foie et la rate, sont souvent portées à leur *summum*, à raison du coefficient élevé de l'infection bilieuse, sans compter les lésions organiques dont il faudra assez fréquemment tenir grand compte. Ainsi, dans le trouble personnel qui nous occupe, nous aurons des altérations quotidiennes et continues, souvent élevées à leur plus grande puissance, allant toujours d'une part à l'anémie et d'une autre jusqu'à l'engorgement de la rate, le tout susceptible d'engendrer des névroses variées et rebelles, sur lesquelles nous avons déjà eu l'occasion de dire quelques mots en parlant du trouble personnel puerpéralité, tandis que lorsqu'il s'agit du trouble réel, les troubles quotidiens et continus grandissent peu à peu et n'arrivent à l'engorgement de la

rate et à l'anémie que dans le temps des canicules. Voilà,
en peu de mots, le sommaire des altérations occasion-
nées par le trouble personnel. Je parle bien entendu
des troubles personnels les plus graves, c'est-à-dire de ceux
de la première section dans lesquels il existe toujours,
comme altérations quotidiennes et continues dépendant du
trouble personnel dont s'agit, de la bilémie et de l'anémie,
ex. : l'ivrognerie et la gestation. Les indications seront
relatives aux désordres que nous venons de mentionner,
c'est-à-dire à l'infection bilieuse, à l'engorgement de la
rate, à la non-reparution des globules, à l'anémie et aux
névroses; puis enfin l'on verra jusqu'à quel point il ne serait pas utile de rendre que les individus aux ou ceux
spécialement qui dans ces troubles personnels, sont
atteints d'une façon individuelle. Les troubles personnels
étant nombreux et compris eux-mêmes d'altérations diverses, il serait difficile de poser sur cette matière importante des lois invariables; cependant nous allons essayer
de tracer les statuts généraux, qui pourront servir de règle.
Afin d'être mieux compris, je prendrai pour exemple deux
troubles personnels types, et pourtant fort différents
l'un de l'autre, puisque l'un est un trouble physiologique
et naturel (la grossesse), tandis que l'autre (l'ivrognerie)
est le résultat d'une passion aussi dégradante au moral
qu'au physique. Prenons d'abord la femme enceinte. Sur
la même malade, les indications varieront avec la marche
de la grossesse, elles seront plus complexes et plus impérieusement commandées à huit mois qu'à trois. Passons à
l'ivrogne; celui qui comptera quinze années de son cra-
puleux exercice devra recourir à des indications beaucoup
plus énergiques que lorsqu'il était au début de sa triste
carrière, et il faut bien le répéter ici, après une chronicité
de cette nature, des organes essentiels à la vie seront

profondément désorganisés, et à un temps donné, à supposer que la mort n'intervienne pas comme une suite de ces dégénérescences, les tissus de l'ivrogne, saturés d'alcool, seront susceptibles de s'allumer au simple contact d'un corps en ignition, comme si les appareils de l'ivrogne étaient passés du règne organique sensible au règne organique insensible, soit à une sorte d'amas de bûches parfaitement desséchées.

Après ces notions générales, j'arrive à des hypothèses plus précises : 1° lorsqu'il s'agira de l'un de ces troubles personnels composés notamment de bilémie non climatérique ou symptomatique avec anémie consécutive, c'est-à-dire d'un trouble de la première section (lois 13, 14 et 16), ⌐ le ce trouble se présentera à l'observation du praticien à une époque quelconque du temps de végétation (printemps-été), il faudra tout d'abord remédier à l'infection bilieuse une, deux et même trois fois. Il faudra ensuite songer à l'engorgement de la rate, dans le cas où le trouble personnel serait ancien, comme si la grossesse de la femme remonte à huit mois, comme si elle était récemment accouchée, comme si l'ivrogne est adonné à la boisson depuis quelques années, comme si le catarrheux tousse depuis longtemps, etc..... Enfin, il faudra aussi porter son attention sur l'anémie et l'altération des globules ; 2° si l'on se trouve vers l'époque des temps caniculaires, il faudra recourir aux mêmes mesures, mais avec plus de fréquence et d'énergie ; 3° si, la saison morbide traversée, suit un hiver sans hiver, les précautions thérapeutiques les plus grandes devront avoir lieu à compter du début de la saison vernale.

Ainsi : 1. Anti-bilieux. Ils sont connus, c'est du tartre stibié à la dose de 0,075 milligrammes à prendre une fois le matin à jeun dans un verre d'eau sucrée ; c'est du calomel, c'est de l'huile de ricin aux doses indiquées ci-dessus dans le traitement du trouble réel.

II. Anti-spléniques : A. Sulfate de quinine, douze pilules de 0,10 centigrammes de sel, en deux jours, six le premier et six le second. B. Dragées d'iodure de fer de Gilles contre l'altération des globules; trois par jour, une avant chaque repas.

III. Anémie. Bonne nourriture, viande et vin.

IV. Septicémie. La septicémie sera attaquée à l'aide des anti-putrides, notamment : de la limonade citrique, de la limonade vineuse, tiède et sucrée (un tiers vin, deux tiers eau) et de la teinture d'iode qui sera administrée pendant quatre à cinq jours à la dose de six gouttes par jour, trois gouttes le matin, trois gouttes l'après-midi, chaque dose dans la moitié d'un verre d'eau sucrée.

V. Altérations organiques. Il faudra, le cas échéant, lutter contre l'altération des organes, altération sur laquelle je n'insiste pas dans la crainte de trop entraver la marche de mon sujet.

Troisièmement. Importance et résumé de ces deux troubles au point de vue de la préservation des maladies. — Le traitement des troubles réel et personnel, surtout avant l'apparition des maladies, a pour résultats principaux : 1° de préserver des maladies régnantes ; 2° de faciliter le traitement des maladies chirurgicales, puisqu'il devra toujours être précédé des indications constitutives de notre médication préventive, ainsi que je le démontrerai à la fin du chapitre V ; 3° de remédier à diverses affections idiosynchrasiques ou innominées. Ex. : paraplégie Obled (chap. I) ; 4° d'être utile dans toute sorte de maladie chronique aiguë, spécifique ou non ; 5° enfin d'annihiler ou d'amoindrir notablement les maladies qui sont de l'essence des troubles personnels. Ainsi le rhumatisant qui prendra en avril la médication préventive, se mettre pour un certain temps à [illegible] à [illegible], à moins que des [illegible] de [illegible]. Il ne s'y [illegible] de [illegible] notables. En résumé, autant les [illegible] toniques doivent être [illegible] les anti-bilieux, les [illegible] et les [illegible] auront [illegible] plutôt de mettre le temps [illegible] l'état des [illegible] à la [illegible], et de [illegible] [illegible] [illegible] et la fièvre pernicieuse, lorsque les troubles pernicieux se composeront, outre les [illegible] caractéristiques et leurs conséquences, d'un cas de [illegible] primordial de l'alcoolisme, par exemple, et de ses suites [illegible], c'est-à-dire d'altérations organiques du [illegible] ou du cerveau, il est [illegible] que les trois sortes d'indications sur lesquelles repose la préservation des maladies récurrentes ne soit pas toujours. Quelques mots encore sur ce sujet si important que l'on nomme l'alcoolisme, dans [illegible] cas, la médication préventive aura pour effet de diminuer la gravité, soit de l'alcoolisme, soit des désordres qui en sont la conséquence, et le traitement institué contre l'intoxication dont s'agit et les désordres qu'elle produit sera beaucoup plus efficace alors qu'il aura pour auxiliaires profitables les anti-bilieux, le quinquina et les toniques; en outre, il arrivera fréquemment que la médication préventive aura pour effet de remédier aux accidents produits o[illegible] les troubles primordiaux; ainsi l'alcoolisme à l'état pur sera toujours puissamment amendé, et souvent complètement guéri à l'aide seulement de la médication préventive, c'est-à-dire, des anti-bilieux, du quinquina et des toniques. Les détails dans lesquels nous venons d'entrer montrent qu'il est impossible de méconnaître la puissante influence de la médication préventive, non-seulement sur les affections de saison, mais encore sur d'autres maladies sus-énoncées. La raison principale de cette puissance, c'est que, ne craignons pas de le dire, l'économie déchargée du poids de l'intoxication biliaire et de ses suites par les trois ordres d'indications sus-préconisés, se trouve fort allégée et d'autant plus capable de lutter contre d'autres troubles si graves qu'ils paraissent, et si puissants qu'ils soient à l'endroit de l'intoxication bilieuse qu'ils ont le plus souvent engendrée.

3° *Deuxième classe. Des quatre troubles réunis pouvant la somme des troubles qui entrent habituellement dans la composition des maladies régnantes, soit des maladies régnantes elles-mêmes.* — Lorsque les mesures préventives, dont il vient d'être parlé, n'ont pas été employées, lorsque, pour un motif ou pour un autre, les deux premiers éléments du diagnostic, les troubles réel et personnel, sont encore doués d'une certaine puissance lorsqu'en d'autres termes la maladie régnante a fait son apparition, il s'agit de lutter contre tous les troubles réunis, lesquels se composent habituellement, nous le répétons : 1° du trouble réel ; 2° du ou des troubles personnels ; 3° du trouble qui représente la somme des troubles réel et personnel, c'est-à-dire de la fièvre ; 4° enfin du trouble de saison ou de la maladie régnante elle-même. C'est contre ces quatre espèces d'altérations que nous allons apprendre à lutter : nous nous proposons d'initier à ces secrets, non-seulement l'homme d'étude, mais encore l'être doué de la dose de sens commun départie à tous, pourvu, bien entendu, qu'il sache lire et que chaque année, il étudie nos lois. Sous le bénéfice de ces observations, je passe au numéro suivant, c'est-à-dire à la division et à la nomenclature des maladies régnantes.

4° Division en trois familles des maladies régnantes dans le temps morbide : printemps-été .

Première famille. De la bilémie climatérique ou infection bilieuse avec ou sans causes d'aggravation.

Première famille : La première famille se compose de quatre variétés. Première variété : Bilémie non fébrile.

Deuxième variété : Bilémie fébrile.

Troisième variété : Fièvre bilieuse.

Quatrième variété : Bilémie cholériforme (choléra nostras).

Mode de formation des troisième et quatrième variétés qui sont des bilémies rares : La fièvre bilieuse égale 1° comme *substratum*, une bilémie fébrile ou non ; 2° plus une hypersécrétion biliaire, déterminée par une augmentation brusque du calorique solaire.

La bilémie cholériforme égale 1° une bilémie fébrile ou non ; 2° plus le calorique solaire des temps les plus chauds ou de temps exceptionnellement chauds ; 3° plus, enfin, un ou plusieurs des troubles personnels que l'on rencontre chez les gens qui ne se nourrissent point assez et qui, avec un excès de travail quotidien, pratiquent une mauvaise hygiène.

Deuxième famille. De la pestilence. Ex. : le croup, la variole, l'érysipèle, la suette, la fièvre typhoïde, la fièvre puerpérale, le choléra.

Troisième famille. De l'inflammation. Ex. : pleurésie, pneumonie, rhumatisme articulaire aigu.

Appendice aux maladies régnantes.

Dans le temps des maladies régnantes, de la période morbide (printemps-été), il peut apparaître d'autres maladies que des troubles de saison ; ce sera :

1. Une maladie chronique. Dans ce groupe, l'une des maladies les plus inconnues, au premier abord, sera le

cancer de l'estomac ou des intestins : nous verrons plus tard comment on résoud ces difficultés, les autres maladies chroniques, étant depuis longtemps connues du malade, ne présentent point autrement d'embarras, ni à ce dernier, ni au praticien.

II. Une maladie chirurgicale. Elle est le plus souvent visible à l'œil nu.

III. Une maladie accidentelle, telle qu'une indigestion, un empoisonnement.

IV. Une affection aiguë idiosynchrasique, telle que la paraplégie Obled (chap. I). Dans cette dernière catégorie assez nombreuse, la peine n'est point grande, le traitement de la première variété de la première famille dénommée bilémie non fébrile (embarras gastrique des auteurs) suffit pour remédier aux troubles apparents, lesquels, soit dit en passant, paraissent étrangers à la bilémie fébrile ou non.

5° Première famille. La première famille se compose de quatre variétés. Première variété. Des bilémies non fébriles climatériques (embarras gastrique des auteurs). Bilémies unies ou non à des troubles personnels, notamment à des bilémies également apyrétiques, mais non climatériques. — Un individu sans fièvre se plaint dans le cours du temps de végétation : Quel est ou quels sont les troubles dont il est atteint, et qu'est-ce qu'il faut faire ?

Dans l'étude de cette première variété, nous pouvons nous reporter d'une manière à peu près complète à l'étude sus-retracée des troubles désunis, des troubles réel et personnel, ce qui veut dire que dans cette première variété nous ne rencontrerons pas les quatre éléments habituels des maladies de saison. Sous le mérite de cette observation importante, revenons à notre première question.

Quel est ou quels sont les troubles dont le malade est atteint ? Ces troubles nous sont parfaitement connus, nul

ne les ignore, il suffit au premier venu d'en faire la reconnaissance ou le recollement. Le malade est atteint : 1° d'un
trouble certain, trouble réel plus ou moins grave selon
l'époque plus ou moins avancée du temps de végétation ;
ce trouble c'est la défection en l'intoxication bilieuse climatérique. Il en résulte 2° de troubles
éventuels, de la maladie plus ou moins graves et
plus ou moins nombreux ; la gravité dont s'agit est proportionnelle à l'intensité et à l'ancienneté du trouble primordial ; ainsi le trouble ivre guérie est un des plus dangereux
des troubles personnels et le danger que court l'ivrogne
croit avec le temps de sa funeste passion. Ces troubles personnels se divisent, nous le savons, en deux sections: la
première se compose : 1° de quatre sortes de bilémies non
climatériques qui font l'objet des lois 13, 14, 15 et 16 ;
2° et de sept groupes spéciaux qui représentent les plus
importantes des bilémies non climatériques. La deuxième
section est composée d'anémie et de refroidissement et
comprend un certain nombre de classes que nous avons
groupées en six lois ainsi qu'on peut le voir au chapitre IV
dans notre classification des troubles personnels.

Du premier trouble ou du trouble certain. Du trouble
réel, de la reconnaissance de ce trouble. A l'interrogatoire
du malade et aux plaintes par lui formulées, on reconnaît
dans l'immense majorité des cas les signes et symptômes
de la bilémie non fébrile de l'embarras gastrique des
auteurs. Les principaux signes et symptômes sont les
suivants : le blanc des yeux est légèrement teint en jaune,
la langue a perdu sa couleur rosée habituelle, elle est couverte d'un enduit épais et blanchâtre, l'appétit et l'aptitude
au travail sont légèrement diminués. Quelquefois on rencontre une espèce de bilémie dans laquelle la symptômatologie que je viens de tracer sommairement, reçoit des modi-

fications. Dans ces cas assez rares, la langue, comme nous l'avons déjà dit dans une autre partie de ce travail, est [illegible] rouge [illegible] à l'extrémité et sur les bords, ce qui annonce une [illegible] chronique, laquelle est souvent accompagnée, [illegible] d'une irritation [illegible] de l'estomac, [illegible] n'est [illegible] organique et [illegible] ne passe [illegible] et le [illegible] essentiel, je me hâte d'ajouter qu'il [illegible] dans ces cas peu ou point au [illegible] à la médication ténue et simple de la bilarité, telle qu'on la rencontre le plus souvent.

Du deuxième [illegible] [illegible] morbide persistant. De [illegible] naissance de ces [illegible], les [illegible] qui [illegible] sont généralement peu [illegible] que [illegible] la variété que [illegible] étudions. Ils ne méritent pas [illegible] sur l'attention du clinicien; cependant comme [illegible] les désordres personnels est [illegible] [illegible] le [illegible] [illegible] le médecin qui examinera le malade devra se rendre compte [illegible] les principaux troubles, [illegible] état [illegible]. L'[illegible], la première [illegible] et les dilatations. Quoi qu'il en soit, ces troubles souvent [illegible] dans la première variété, arrêteront d'autant moins le praticien que les indications relatives au trouble réel, suffisent dans l'immense majorité des cas à rendre vite et sûrement au malade son état normal et par suite son aptitude au travail.

Deuxième question. Qu'est-ce qu'il y a à dire? Quelles seront les indications [illegible] ce sont [illegible] celles du trouble réel et de sa [illegible], je me [illegible] inutile d'y renvoyer pour éviter des [illegible] [illegible] inutiles. On sait, du reste, que ces indications se résument dans les anti-bilieux, soit pour un adulte 0.075 milligr. de tartre stibié, à prendre le matin à jeun, en une fois, dans un verre d'eau sucrée.

Observation terminale. Après la médication fort simple qui, d'habitude, triomphe vite et sûrement des troubles

dont se compose la première variété, le malade n'est pas guéri, l'affection dont il est atteint n'est ni apparente ni fébrile, en tous cas ces caractères sont fort peu tranchés. Que peut-il y avoir dans cette hypothèse? Réponse : 1° une endocardite que j'ai souvent rencontrée chez des adolescents insuffisamment aérés et nourris, fumant trop et s'adonnant parfois aux douceurs empoisonnées de l'onanisme; 2° une bilémie climatérique aggravée d'un état adipeux que l'on rencontre assez souvent chez des dames de comptoir, qui vivent dans un milieu constamment vicié, tel qu'un café : 3° une affection cancéreuse chez des individus qui ont ordinairement plus de quarante ans et comptent dans leurs familles des traces de cancer ou d'autres diathèses graves. Cette troisième catégorie comprend aussi les ivrognes endurcis qui ont passé la cinquantaine. Je termine sur ce point en disant que cette liste exceptionnelle pourra être augmentée par mes sectateurs ou tous autres praticiens qui sauront étudier et observer.

6° *Deuxième variété. De la bilémie fébrile connue jusqu'à ce jour sous le nom d'embarras gastrique fébrile.* — Pour faire d'une façon utile l'étude clinique de la deuxième variété de la première famille, j'ai besoin d'agrandir la question et de poser comme il suit le problème à résoudre : Un homme est atteint de fièvre depuis peu, qu'a-t-il et que faut-il faire? Pour mettre le lecteur à même de débrouiller ce problème médical qui forme la question la plus complexe, la plus importante et la plus usuelle que l'on puisse imaginer, j'ai besoin de lui inculquer une certaine dose de savoir, dose qu'il devra bien se remémorer, sinon tous les matins à titre d'éphémérides, au moins le plus souvent possible jusqu'à complète saturation. Je vais donc résumer le plus brièvement possible, dans les termes suivants, notre pâture scientifique de chaque jour.

7° Éphémérides ou bréviaire médical de quiconque se mêle de l'art de guérir. 1. Mécanisme des maladies.

I. Mécanisme de la formation des diverses entités morbides qui composent le cadre des maladies régnantes.

II. Notions préliminaires sur les difficultés à résoudre.

III. Cadre des maladies régnantes dans lequel le médecin aura à rechercher la solution du problème susposé.

IV. Cadre des maladies non régnantes avec lesquelles le médecin devra compter le cas échéant.

V. Enseignements propres à élucider les principaux doutes diagnostiques. **A. De la fièvre bilieuse. B. De la fièvre pseudo-bilieuse: C. De la fièvre typhoïde.**

I. Mécanisme de la formation des diverses entités morbides qui composent le cadre nosologique des maladies régnantes. Afin de m'élever à la hauteur de l'étude capitale que j'entreprends en ce moment, j'ai besoin : 1° de rappeler de combien de sortes de troubles se compose la première variété précédemment décrite; elle se compose soit du trouble réel seul ou infection bilieuse climatérique, soit du trouble réel et d'un ou plusieurs troubles personnels, c'est-à-dire des deux premiers éléments qui d'habitude entrent dans la composition d'une maladie régnante; 2° de mentionner ici que la bilémie présentement étudiée comprend, d'une part les deux premiers éléments sus-mentionnés (trouble réel et trouble personnel), et d'une autre un élément en plus la fièvre, c'est-à-dire le troisième élément habituel des maladies régnantes ; 3° enfin je veux également consigner ici que les autres variétés fébriles dont se compose le cadre des maladies régnantes, surtout les deuxième et troisième familles formées de la pestilence et de l'inflammation, comprendront un élément en plus, un quatrième et dernier élément, ainsi la fièvre typhoïde, qui fait partie de la deuxième fa-

[illegible], comptera toujours et dans l'ordre qui suit les altérations ci-après : I. Trouble réel; II. Trouble personnel
simple ou multiple; III. Fièvre; IV. L'agent pestilentiel
lui-même, avec une symptomatologie et des altérations
qui lui sont propres. Conclusion : la bilémie débile, la
variété à trois éléments que nous faisons en ce moment,
occupera sa place, non-seulement dans le tableau des maladies régnantes, mais elle fera encore partie de toutes les
autres variétés [illegible] de peste [illegible], il [illegible] que
[illegible] composer [illegible], [illegible], il faudra d'abord
et de toute [illegible] qui composent
[illegible] de [illegible] [illegible] de
l'essence de la [illegible], qui [illegible]. La
deuxième [illegible] personne [illegible]
considère comme [illegible] [illegible], je
sine qua non [illegible], [illegible]. La première variété égale : 1. [illegible]; 2. et [illegible] trouble
personnel simple ou multiple. La deuxième [illegible] :
1° trouble réel; 2° souvent un ou plusieurs troubles personnels; 3° fièvre. Enfin les autres variétés [illegible] éga-
lent : 1° trouble réel; 2° souvent un ou plusieurs troubles
personnels; 3° fièvre; 4° et un dernier [illegible] qui prend le
nom de maladie régnante, exemple : l'érysipèle.

8° II. *Notions préliminaires sur les difficultés à résoudre.*
— Avant d'aborder directement les questions diverses que
j'ai à traiter, j'ai besoin de donner une idée des difficultés
que soulèvent ces problèmes. Fréquemment, dès la
deuxième visite, l'entité morbide se dessine assez nettement, il s'agit, soit de notre bilémie fébrile pure et simple
avec ses espèces plus ou moins dangereuses et ses causes
d'aggravation, espèces et causes que nous allons bientôt
énumérer, soit des quatre éléments qui composent notre
bilémie associée à l'une des autres variétés de nos trois

familles, l'erysipèle, par exemple. Dans ce cas, on traite la
bilémie fébrile et l'érysipèle dès le début, puis tout rentre
dans l'ordre; mais le diagnostic n'est pas toujours aussi
apparent. Si la maladie de saison n'est pas dessinée, et surtout si le malade ne va pas mieux, il faudra, le plus souvent, supposer ou une fièvre typhoïde à l'état sous-jacent,
ou une fièvre bilieuse pure et simple, ou une fièvre pseudo-
bilieuse pure et simple, ou bien enfin l'une de ces fièvres
associée à la fièvre typhoïde. Comme on le voit, dans cette
dernière hypothèse, on trouverait réunie : 1° notre
deuxième variété ; 2° la fièvre bilieuse ou pseudo-bilieuse ;
3° et la fièvre typhoïde. Généralement, la découverte du
problème à résoudre aura lieu, sinon lors de la première
visite, au moins lors de la deuxième ou de la troisième.
La tâche que j'ai à remplir consiste à montrer ce qui existe
en réalité, soit notre bilémie seule, c'est-à-dire une affection régnante à trois éléments, soit notre deuxième variété, asssociée à une quatrième sorte de trouble, qui
constituera une maladie régnante à quatre éléments,
comme nous venons de le dire. Nous accomplirons notre
tâche, en apparence fort difficile, dans les deux ou trois
premières visites qui suivront le début de la maladie; nous
marcherons vers ce point culminant par le sentier de la
science, en remplissant, pendant ce laps de temps (temps
des deux ou trois premières visites), les indications qui
s'adresseront à des troubles bien déterminés, qui amende-
ront toujours le malade, et le conduiront dans l'immense
majorité des cas à une guérison rapide et sûre.

9° *III. Cadre des maladies dans lequel auront lieu nos
recherches.* — Premièrement : première famille, deuxième
variété. 1. De la bilémie fébrile. Elle est éphémère ou continue. La bilémie éphémère cède aux indications de la première visite, c'est-à-dire à la médication anti-bilieuse. La

bilémie fébrile continue se divise en six espèces principales
dont l'énumération suit :

Première espèce : De la bilémie fébrile chez la femme
en état puerpéral, soit de la bilémie climatérique pouvant
coexister avec d'autres troubles, notamment avec nos
quatre sortes de bilémies climatériques (lois 13, 14, 15 et
16) et avec une ou plusieurs diathèses.

Deuxième espèce : De la bilémie fébrile de l'ivrogne, soit
de la bilémie climatérique coexistant avec d'autres troubles,
notamment avec ceux qui viennent d'être mentionnés.

Troisième espèce : De la bilémie fébrile chez l'individu
atteint de bronchite chronique, soit de la bilémie fébrile
climatérique coexistant avec une deuxième bilémie qui
n'est plus climatérique, mais bien symptômatique d'altérations chroniques siégeant dans les bronches.

Quatrième espèce : De la bilémie fébrile A chez l'enfant
et des troubles personnels qui peuvent coexister avec cette
bilémie climatérique, notamment de son aptitude au refroidissement et à l'anémie ; B chez la jeune fille en état de
nubilité et des troubles personnels qui peuvent coexister
avec cette bilémie climatérique, notamment de la spoliation
qui résulte de ses pertes mensuelles. C Chez le jeune homme
qui croît très-rapidement et des troubles personnels qui
peuvent coexister avec cette bilémie climatérique, notamment de la déperdition qui résulte d'une élongation trop
brusque et trop forte.

Cinquième espèce. De la bilémie fébrile chez les gens
atteints d'un engorgement biliaire du foie, de constipation
et d'anémie. Cette espèce portera le nom de bilémie pseudo-
bilieuse. La réalité de cette espèce que chaque praticien
pourra rencontrer, soit dans les recueils périodiques, soit
au lit des malades, servira à éclairer et à restreindre le tableau des fièvres typhoïdes. Cette espèce offre ceci de re-

marquable, que sa symptômatologie et son traitement sont ceux de la fièvre bilieuse.

Sixième espèce : De la bilémie fébrile chez ceux qui ont subi de grandes pertes, tels que le convalescent après une longue maladie, et l'individu qui a été atteint d'hémorrhagies graves.

II. De la fièvre bilieuse.

III. Du choléra nostras.

Deuxièmement. Deuxième famille.

I. De la variole. II. De la scarlatine. III. De la rougeole. IV. Du croup. V. De la coqueluche. VI. De l'angine couenneuse. VII. De l'érysipèle. VIII. De la suette. IX. Du choléra asiatique. X. De la fièvre typhoïde. XI. De la diarrhée. XII. De la dyssenterie. XIII. Du typhus. XIV. De la pneumonie bilieuse. XV. De la fièvre puerpérale.

Troisièmement. Troisième famille ou inflammations ordinaires.

I. De la bronchite capillaire. II. De la bronchite ordinaire. III. De la pneumonie. IV. De la pleurésie. V. Du rhumatisme articulaire aigu.

10° *IV. Cadre des maladies non régnantes avec lesquelles le médecin devra compter le cas échéant.* — A. De l'évolution des maladies chroniques. B. De l'évolution des diathèses. C. Des affections chirurgicales. D. Des indigestions. E. Des empoisonnements.

11° *V. Enseignements propres à élucider les principaux doutes diagnostiques.*

A. *De la fièvre bilieuse.* B. *De la fièvre pseudo-bilieuse.* C. *De la fièvre typhoïde.*

A. De la fièvre bilieuse. La fièvre bilieuse est remarquable par l'intensité de ses signes et symptômes généraux, mal de tête considérable, souvent délire, insomnie, soif inextinguible, défaut d'appétit poussé jusques à une sorte d'horreur des aliments, constipation. Tous ces signes et symptômes apparaissent habituellement dès le début de la maladie, dans les deux ou trois premiers jours. Cette affection, rarement mortelle, sévit fréquemment à l'état d'épidémie dans les régions tropicales. La livraison, présentement publiée, traite de la fièvre dont s'agit.

B. De la fièvre pseudo-bilieuse. Voir dans l'énumération des espèces de la bilémie fébrile, la cinquième que j'ai rencontrée plusieurs fois. Cette espèce, je le répète, ressemble en tout point à la fièvre bilieuse proprement dite pour la symptômatologie et le traitement, avec cette différence toutefois que la fièvre pseudo-bilieuse met dans son évolution un temps plus long.

C. De la fièvre typhoïde. Des principaux troubles constitutifs de la fièvre typhoïde. Quelles sont, de ce difficile problème, les données connues? Premièrement : Données fournies par le cadre des manifestations pathologiques, données énumérées selon l'ordre de ces manifestations : I. De la diarrhée. II. De la fièvre. III. Des épistaxis (saignement du nez). IV. Du liseré blanc des gencives. V. Des râles divers dans les bronches. VI. Un peu plus tard de l'état pulvérulent des narines. VII. De la prostration, c'est-à-dire du *decubitus* dorsal avec une figure caractéristique. VIII. Du mal de tête. IX. Des taches rosées lenticulaires sur le ventre, taches qui simulent assez bien les piqûres de puce, puis parfois des pétechies, petites élevures remplies de sérosité, ressemblant assez à celle de l'eczéma. X. Du gargouillement dans la fosse iliaque droite. XI. Du météorisme ou ballonnement du ventre, etc.....

Deuxièmement. Données fournies par l'anatomie pathologique. I. Des plaques de Peyer, qui siègent dans l'intestin grêle : elles sont rouges, gonflées et souvent ulcérées. II. De la rate : elle présente des désordres fréquents et graves qui vont jusqu'à la désorganisation de cet organe. **III. Du foie :** il est souvent engorgé de produits biliaires et ne possède plus à la coupe sa teinte normale, laquelle est remplacée par une couleur jaunâtre. **IV. Du cerveau :** il présente assez fréquemment des altérations qui attestent un travail inflammatoire. Telles sont les données principales que fournit l'état actuel de la science, données sans cohésion et sans lien entre elles. Dans cet état, où fallait-il puiser les matériaux à l'aide desquels les tableaux offerts par la symptômatologie et la nécropsie ne feraient plus qu'un seul tout, que nul n'aurait le droit de discuter ? Il fallait les puiser dans ces états morbides, dans ces troubles de fonctions et de tissus qui préexistent à la fièvre typhoïde, qui l'ont préparée de longue main, qui l'ont fait éclore sous l'*influenza* régnante. Mais ces états morbides auxquels je fais allusion constituent la partie la plus importante de mes découvertes, ils datent du travail présentement publié. Quels sont-ils? Déjà nous les connaissons.

C'est en premier lieu, au point de vue de l'hypersécrétion biliaire climatérique : 1° une hypersécrétion remontant à l'origine du temps de végétation, c'est-à-dire au début du printemps ; 2° un engorgement progressif de la trame du foie ; 3° un ralentissement continu dans le cours de la veine porte ; 4° une congestion de tous les organes abdominaux qui déversent leur sang veineux dans la veine sus-nommée et notamment un arrêt des fonctions de la rate. Avant de passer à d'autres troubles, revenons le plus brièvement possible sur l'obstruction du foie. Le foie s'engorge par le mécanisme suivant que nous avons exposé plus haut : la vésicule du fiel, qui n'a qu'un écoulement intermittent, s'emplit de façon à forcer l'élasticité de ses fibres et à ne plus savoir se désemplir, en effet, toutes les fois que, par un phénomène pathologique, un point quelconque

des voies biliaires se trouvera obstrué, le foie s'engorgera
et quelques-uns des signes et symptômes de la fièvre typhoïde se rencontreront dans ces hypothèses. Si ce raisonnement est vrai, il devra suffire de comprimer les vaisseaux biliaires, le canal cholédoque, par exemple, pour
opérer dans la veine porte et les organes qui s'y déversent
un reflux fécond en troubles abdominaux et spléniques
surtout si l'individu porteur de cet arrêt mécanique dans la
circulation se trouve entaché de quelque trouble dans la
composition du sang. Cet exemple, que je suppose et que
l'on peut reproduire par la vivisection chez les animaux,
je le lis dans la *Gazette des Hôpitaux* du 7 décembre 1869 :
« Hypertrophie du pancréas ayant produit une compres-
» sion de la veine cave inférieure et des vaisseaux bi-
» liaires. Le premier phénomène morbide est une cepha-
» lalgie intense. J'étais fou, dit le malade, etc.... » Puis le
médecin constata, au cours de cette observation, la plupart
des symptômes de la fièvre typhoïde. Comme ces lignes ne
sont qu'une ébauche sur la fièvre typhoïde, laquelle atti-
rera longuement mon attention lors de la publication de
mon deuxième opuscule, je me contente de l'indication ci-
dessus et j'engage le lecteur soit à méditer l'article précité,
soit à chercher de nouveaux exemples que certes on doit
trouver dans les annales périodiques de la science.

C'est, en deuxième lieu, au point de vue des troubles
personnels dont le malade se trouve atteint, notamment au
point de vue de la bilémie ou infection bilieuse symptômatique : 1° une unité de plus au coefficient de l'intoxication biliaire ; 2° de l'anémie consécutive et toujours croissante ; 3° des troubles primordiaux tels que l'alcoolisme
chez l'ivrogne ; 4° des troubles organiques consécutifs tels
que la désorganisation du cœur chez le même malade.

En troisième lieu, c'est un air infect qui vient diminuer la

quantité et la richesse de l'oxygène, air infect qui corres-
pond d'habitude à la saison la plus chaude du temps de
végétation.

Avec ces matériaux, tout s'explique et s'enchaîne. Au
premier plan, nous voyons d'une part l'intoxication bilieuse
préexistante, constituée par les troubles réel et personnel ;
nous voyons ensuite les premières conséquences de ces
troubles antérieurs, savoir la fièvre splénique, et mieux la
fièvre initiale, puis l'anémie qui a tant de raisons d'être. Tel
est le premier plan que la symptômatologie ne dément
jamais, telle sera aussi la première phase des indications.
Au second plan, on découvre : 1° toutes les altérations qui
sont la conséquence du ralentissement dans le cours de la
veine porte : ce sont des troubles inflammatoires, notamment du côté de la rate, du cerveau et des intestins ; 2° et
l'empoisonnement du sang par l'introduction de gaz infects
dans l'appareil respiratoire ; voilà le second plan qui sera
toujours confirmé par la séméiologie, mais surtout par
l'anatomie pathologique ; inutile de dire que le deuxième
ordre d'indications aura principalement pour objet la rate,
les intestins et le cerveau ; enfin, au troisième et dernier
plan, nous ferons figurer la symptômatologie de la dernière
période, laquelle aboutit souvent à la mort ; je veux parler
du météorisme, du développement insolite du pouls et du
calorique en excès, lesquels nécessiteront des indications
spéciales que nous formulerons dans le deuxième opuscule.

Après avoir exposé ces diverses notions scientifiques , que
pendant un certain temps il faudra se remémorer chaque
jour, je reviens à mon problème.

12° *Problème à résoudre. Un homme est atteint de fièvre
depuis peu. Que peut-il avoir et surtout que faut-il faire,
lors de la première visite? § 1er. Etude avant le malade.
§ 2. Etude au chevet du malade.* -- Deux mots à nouveau

sur la première variété précédemment étudiée, à raison de ses connexités, soit avec la deuxième, présentement à l'étude, soit avec toutes autres.

Problème soulevé par cette première variété : Un homme se plaint sans être atteint de fièvre.

Première question. De quel trouble est-il atteint?

Deuxième question. Que faut-il faire?

Première question. De quel trouble est-il atteint ?

Première hypothèse. Le malade est atteint d'un seul trouble du premier élément des maladies de saison, du trouble réel, de la bilémie climatérique, de l'embarras gastrique des auteurs.

Deuxième hypothèse. Le malade est atteint : **A.** Du premier élément, c'est-à-dire de bilémie climatérique. **B.** Et d'un ou plusieurs de ces troubles personnels énumérés dans notre classification de ces troubles (chap. IV). Ces deux éléments sont de facile constatation.

Deuxième question. Que faut-il faire?

Règle générale, recourir à un anti-bilieux pur et simple. Exception : Si le malade a de la constipation ou de la diarrhée, l'anti-bilieux est remplacé par un éméto-cathartique, c'est-à-dire par un anti-bilieux et un purgatif. Enfin, si quelque temps après, le malade revient non guéri, on examinera les jeunes gens au point de vue de l'endocardite, et les gens âgés au point de vue d'un cancer siégeant d'ordinaire sur le trajet de l'appareil digestif. Cela dit, arrivons au problème relatif à la deuxième variété de la première famille.

Un malade est atteint de fièvre.

Première question. Que peut-il avoir des quatre sortes de troubles qui entrent d'habitude dans la composition des maladies régnantes? Deuxième question. A quels troubles faut-il remédier lors de la première visite ?

Première question. Que peut avoir notre malade des quatre sortes de troubles qui d'habitude entrent dans la composition du diagnostic ? Au lieu des deux hypothèses de la première variété, nous en aurons trois pour arriver à la solution de notre première question.

Première hypothèse. Le malade peut être atteint purement et simplement de deux troubles, qui sont : A. le trouble réel, la bilémie climatérique. B. Et la fièvre résultant des altérations diverses produites par ce trouble.

Deuxième hypothèse. Le malade peut être atteint de trois troubles, des trois troubles qui composent les trois premiers éléments des maladies, savoir : A. Trouble réel. B. Trouble personnel simple ou multiple. C. Et la fièvre représentant la somme de ces deux troubles.

Troisième hypothèse. Le malade peut être atteint des quatre troubles qui entrent dans la composition des maladies régnantes, savoir : A. Trouble réel. B. Trouble personnel simple ou multiple. C. Fièvre représentant la somme de ces deux troubles. D. Maladies régnantes, telles que la pestilence ou l'inflammation avec la symptômatologie qui est propre à ces deux familles (2ᵉ et 3ᵉ).

De quoi se composent nos deux premières hypothèses ? De la bilémie fébrile qui nous occupe (deuxième variété de la première famille), sans trouble personnel dans le premier cas, avec un ou plusieurs troubles personnels dans le second.

De quoi se compose notre troisième hypothèse ? Des trois éléments qui entrent dans notre deuxième hypothèse, d'une part, et d'un quatrième, c'est-à-dire d'une maladie régnante à quatre éléments, d'une autre. Donc, dans toute affection, si compliquée qu'elle soit, nous rencontrerons toujours nos trois premiers éléments. C'est qu'en effet les troubles réel et personnel sont des troubles anciens, des troubles qui existent quand apparaît le quatrième élément.

Deuxième question. A quels troubles faut-il remédier lors de la première visite? Puisque, d'une part, les troubles réel et personnel subsistent depuis longtemps ; que d'une autre ils peuvent être seuls, qu'ils ont servi en quelque sorte d'appel au quatrième élément, qu'il importe de les faire disparaître pour mettre l'économie en état de remédier à ce quatrième élément ; que d'ailleurs, s'ils sont seuls, le malade sera guéri ou incontestablement amélioré par la médication anti-bilieuse, concluons que l'indication de la première visite sera purement et simplement celle de notre première variété, pour cette raison péremptoire qu'il s'agit de remédier à des troubles identiques.

Modification que pourra subir notre indication générale, appliquée aux adultes. S'il y a de la constipation ou de la diarrhée, les anti-bilieux seront remplacés par un éméto-cathartique.

§ 2. Étude au chevet du malade. Première partie. Examen et interrogatoire du malade. Deuxième partie. Traitement de la première visite.

Première partie. Examen et interrogatoire du malade. Sous le bénéfice des enseignements qui précèdent, enseignements qui nous ont appris l'indication générale de notre première visite dans toute espèce de maladie et les modalités qu'elle peut subir, je passe à un interrogatoire sommaire du malade. Car ce premier travail sera fort court et fort simple, ce sera plutôt une préparation à un examen plus complet qui sera nécessaire lors de la deuxième visite toutes les fois qu'il s'agira de rechercher toute autre variété que celle qui nous occupe en ce moment.

Interrogatoire.

I. Constater la bilémie climatérique par l'état des yeux et de la langue.

II. Reconnaître la gravité de ce premier élément en notant le moment plus ou moins avancé de la saison des chaleurs. Avant de quitter la face, il faudra examiner la coloration au point de vue : **A.** Des fièvres éruptives, savoir : *a*, de la rougeole avec son *coryza*, son larmoiement et sa bronchite ; *b*, de la scarlatine avec son angine ; *c*, de la variole avec le manque de ces signes. **B.** De l'érysipèle avec sa couleur brunâtre, ses bords festonnés faisant relief sur la peau. **C.** Et des oreillons avec leur siége dans la région parotidienne et leur transport ou métastase possible du côté des organes génitaux.

Enfin, pour terminer, sur la tête on examinera si le cuir chevelu porte des traces d'érysipèle, puis on demandera au malade, en vue *a* de la congestion, *b* des fièvres bilieuses, pseudo-bilieuses, *c* et typhoïde, s'il a mal à la tête, s'il a du délire ou s'il passe ses nuits sans sommeil.

III. Reconnaître les troubles personnels consignés dans nos deux sections au chapitre IV, n°ˢ 13 et 14, ainsi que dans nos sept groupes spéciaux. Pour être complet, il faudra surtout rechercher avec soin nos quatre sortes de sécrétions biliaires non climatériques ; la première sorte, nous nous le rappelons, résulte d'une violation des lois de l'hygiène relative à la quantité et à la pureté de l'air ambiant destiné à l'acte de la respiration (appartement plus ou moins aéré, malades et lits plus ou moins propres) ; la deuxième est relative à une perte pour l'économie de l'oxygène inspiré ; la troisième comprend quatre hypothèses principales concernant les parties sanguines dont l'économie n'a que faire et qui semblent un embarras pour elle ; la quatrième sorte de bilémie non climatérique a trait à l'anxiété native et aux vives émotions. Enfin il faudra se rappeler les principaux troubles personnels qui sont la puerpéralité, l'ivrognerie, la toux chronique et l'enfance.

IV. Constater la fièvre et la chaleur. A ce sujet, examiner la main, les sueurs plus ou moins abondantes existant depuis un certain temps et les odeurs au point de vue de la suette. Pour être un peu plus complet sur ce sujet intéressant, surtout en cas d'épidémie, on demandera au malade s'il souffre le long du sternum ou au creux de l'estomac, enfin on examinera s'il porte sur le tronc des traces de l'éruption miliaire qui sert aussi à caractériser et à dénommer l'affection dont s'agit.

V. Examiner rapidement le thorax au point de vue ; A. De la toux aiguë ou chronique, spécifique ou non. B. Et de l'inflammation, à l'aide : 1° du commémoratif, c'est-à-dire de la cause en vertu de laquelle le malade tousse ou s'est refroidi ; 2° de la couleur des crachats ; 3° et de la douleur de côté.

VI. Savoir s'il existe de la constipation ou de la diarrhée au moyen de deux simples questions. Le médecin devra être d'autant plus à l'aise dans ce premier interrogatoire que le traitement de la première visite est parfaitement connu, et que la variété à la recherche de laquelle nous sommes, se dessinera très-nettement lors de la deuxième visite, si, bien entendu, nous avons exécuté les prescriptions qui vont être formulées.

Deuxième partie. Traitement de la première visite. A. Indications générales. B. Modifications. C. Traitement hygiénique.

A. Traitement général. Le traitement de la première visite sera, comme nous devons bien le penser, celui de la première variété. *A'*. Le jour même de cette visite, le malade adulte prendra à jeun, tartre stibié, 0,075 milligr., en une fois, dans un verre d'eau sucrée, ou bien ipéca pulvérisé, 1,50 centigr., en une fois, dans le tiers d'un verre d'eau sucrée. *B'*. Pour tisane, décoction de chiendent.

C'. Si, dans la journée, le malade se trouve à peu près guéri, il prendra un ou deux potages gras et légers, eau rougie, et continuera jusqu'à son complet rétablissement, d'une façon progressive. Le jeune enfant prendra, sirop d'ipéca, 60 gram., par petites cuillerées à bouche, le matin à jeun, jusqu'à ce qu'il y ait trois ou quatre vomissements ; suspendre alors le sirop. En cas de constipation, le sirop d'ipéca sera remplacé par du sirop de chicorée, à prendre de la même façon et en même quantité. S'il existe de la diarrhée, on suivra les errements actuels de la science, après avoir toutefois remédié aux troubles personnels ainsi qu'à la bilémie climatérique. Plus tard, en faisant la deuxième famille, nous traiterons la variété (diarrhée) présentement ajournée. Pour éviter des redites sur la médication que je viens de tracer brièvement, je renvoie, soit au traitement prophylactique de la bilémie climatérique ou du trouble réel, soit à la médication récemment formulée de la bilémie non fébrile, laquelle constitue notre première variété.

B. Modification en cas de constipation ou de diarrhée. Chez l'adulte. *A'*. L'anti-bilieux sus-formulé sera, dans les deux derniers mois du temps de végétation, additionné d'un purgatif, soit tartre stibié, 0,05 centigr. ; sulfate de soude, 25 gram., à prendre le matin à jeun, en deux fois, dans deux verres d'eau tiède et sucrée, à dix minutes d'intervalle. *B'*. Même tisane. *C'*. Mêmes indications consécutives que ci-dessus, si dans le jour le malade se trouve à peu près guéri.

C. Traitement hygiénique qui sera observé pendant toutes les visites qui seront nécessaires pour la guérison du malade.

Premièrement, de la salubrité au point de vue d'un air suffisant et pur dans la chambre du malade :

1° La chambre sera éclairée et grande ; les endroits non éclairés seront susceptibles de ventilation ; le sol ne sera pas humide ; il ne servira pas de dépôt de linge sale. Je dis suffisamment éclairée, parce que la lumière solaire réduit les gaz multiples qui peuplent la chambre des malades, comme tout autre local habité. Rappelons ici que c'est à l'autorité que revient la charge de faire faire des logements assez grands et suffisamment pourvus de fenêtres, au même titre que lui incombe de faire des rues larges et propres ; le linge de lit et de corps sera propre et renouvelé à temps ; des ablutions fréquentes (au moins tous les trois ou quatre jours) auront lieu sans refroidir le malade ; les mains, les aisselles, les régions génitales et les pieds seront surtout l'objet de ces lavages.

Deuxièmement. Des personnes appelées à donner des soins. Règle générale. Seront exclus de ces soins les gens atteints de troubles personnels graves, tels que la femme enceinte ou récemment accouchée, l'ivrogne et les jeunes enfants, à cause de la facile et dangereuse propagation des germes morbides du malade au garde-malade.

Troisièmement. De l'évacuation du local : 1° à cause de l'infection profonde de la maison ou de l'asile servant de refuge au malade ; 2° à cause de l'insalubrité qui régnerait dans le voisinage.

Quatrièmement. Les linges sales seront vite transportés au dehors, pour être lessivés.

Cinquièmement. Enfin il faudra, autant que possible, enterrer les déjections, surtout s'il s'agissait d'épidémies graves, telle que le choléra asiatique.

13° Résumé et résultat de la première visite qui a lieu chez un malade atteint de fièvre, ou ce qu'il suffira de retenir ou de faire.

Premièrement. Résumé. A. Pathologie. Rien ou peu de

chose à retenir. L'infection bilieuse existe soit d'une façon climatérique, soit climatériquement et symptômatiquement. B. Thérapeutique. Nous venons de la rappeler chez l'adulte : *A'*. Un anti-bilieux pur et simple et du chiendent. *B'*. Ou bien un anti-bilieux additionné d'un sel purgatif ; chez l'enfant, sirop d'ipéca ; en cas de constipation, sirop de chicorée.

Deuxièmement. Résultats. Les résultats très-remarquables de cette première visite sont : 1° de nous avoir fourni les indications d'une première visite chez le premier malade venu ; ainsi, qu'il s'agisse d'une affection ou d'une autre, il faudra toujours se rappeler les indications ci-dessus formulées ; 2° de mettre en relief pour la deuxième visite la deuxième variété de la première famille, si elle existe seulement avec ses trois éléments : trouble réel, trouble personnel et fièvre, réprésentant la somme de ces troubles, sans addition d'un quatrième élément, tel que la pestilence ou l'inflammation.

14° *Deuxième visite*. — Bien que la variété cherchée (deuxième variété de la première famille) apparaisse nettement à l'aide de la médication de la première visite, et que l'entité morbide dont s'agit soit claire pour le médecin et pour le malade dès le début de la deuxième visite, je dois, pour le plus grand intérêt de mes lecteurs, faire cette deuxième étude comme s'il s'agissait d'une inconnue beaucoup plus difficile à dégager, ce qui arrivera du reste assez fréquemment. Devoirs du médecin ou du praticien mandé pour une deuxième visite près d'un malade atteint de fièvre depuis peu de temps. Subdivision en deux paragraphes. § 1er. Interrogatoire du malade. § 2. Des indications.

§ 1er. Interrogatoire du malade. Division de ce premier paragraphe.

I. De l'état actuel du malade.

II. Du trouble réel.

III. Du ou des troubles personnels qui, nous le savons, ont pour objet le passé du malade.

IV. De la fièvre, laquelle occupera le premier rang dans le traitement de la deuxième visite.

V. Du siége du mal dont se plaint le malade.

VI. Des trois cavités splanchniques et de la périphérie externe du corps dans ou sur lesquelles on rencontre en général la symptômatologie et la localisation des troubles toujours nombreux qui composent les maladies.

I. De l'état actuel du malade. Observations préliminaires. Les diverses parties constitutives de l'interrogatoire seront passées d'autant plus rapidement en revue que le diagnostic paraîtra déjà bien établi. Cela dit, je passe à l'état actuel du malade, constatation importante qui prime toutes les autres. Le malade est-il amélioré ou bien est-il aussi ou plus malade que la veille? En d'autres termes, la fièvre a-t-elle diminué d'intensité ou bien a-t-elle son rythme de la veille? S'agit-il de la plupart des espèces de la deuxième variété de la première famille ou bien s'agit-il d'autres variétés? Ce sont là les premières questions du deuxième examen. Le plus souvent le malade va mieux, il faut, dans ce cas, s'informer de la nature des déjections rendues, lesquelles sont le plus souvent bilieuses. Quand la maladie reste dans l'état de la veille, c'est qu'il s'agit, soit des fièvres bilieuses de la première famille, soit de la pestilence de la deuxième, soit des inflammations de la troisième.

II. Du trouble réel. Nous n'avons rien à en dire après les développements que nous av ns donnés sur ce point dans le premier interrogatoire. Ce qu'il faut bien retenir, c'est de savoir si l'on se trouve dans la première ou dans la deuxième période du temps morbide.

III. Du ou des troubles personnels. Nous avons vu, dans les notions théoriques, qu'il faut se rappeler qu'il est de la plus haute importance, pour le pronostic et la guérison de la maladie, de savoir autant que possible, la carte tout entière des troubles personnels existants chez l'individu soumis à notre observation. Donc, au chevet du malade, il faudra compléter ce travail, en interrogeant le patient sur le sujet si complexe dont il s'agit, c'est-à-dire sur son passé.

IV. De la fièvre. D'après ce que nous avons dit sous le numéro I, il importe de s'assurer de l'état du malade. C'est l'examen du pouls et de la chaleur qui nous éclaireront suffisamment sur ces questions quand le malade ne saura nous renseigner, soit à cause de la gravité du mal, soit à cause de la débilité de son esprit. Il faudra récapituler la somme des troubles réel et personnel, pour posséder au juste le degré de puissance de l'élément fébrile. Ce travail devra être fait avec d'autant plus de soin que la fièvre constituera l'indication principale de notre deuxième visite.

V. Du siége du mal dont se plaint le malade. Du temps de l'organicisme, sinon créé complétement, au moins fort prôné par notre maître vénéré feu le professeur Rostan, le siége du mal était chose assez limitée. Toute la question se résumait ainsi dans l'esprit du maître : Rechercher le siége, la nature et l'étendue de la maladie. Ce labeur achevé, tout paraissait terminé : aujourd'hui que nous avons découvert, entre autres choses, qu'une affection, notamment une affection régnante, se compose d'un grand nombre de troubles fonctionnels et anatomiques épars çà et là dans les diverses parties de l'économie, la question s'est notablement agrandie. Quoi qu'il en soit de ces découvertes, il sera toujours utile de recourir à la méthode du maître concernant l'interrogatoire. Il sera souvent nécessaire de passer en revue la totalité des appareils ; cette revue se fera d'une façon plus ou moins rapide selon que les diverses inconnues du problème seront plus ou moins vite connues dans le cours des deux ou trois premières visites.

VI. Des trois cavités splanchniques et de la périphérie externe du corps. On interrogera à nouveau, comme ci-dessus, mais rapidement et dans l'ordre de leur superposition, les trois cavités splanchniques.

§ 2. Indications de la deuxième visite. Dans la première visite, nous avons traité le trouble bilieux provenant des deux premiers éléments qui entrent dans la composition des maladies. Dans la deuxième visite, nous aurons à traiter en première ligne les dépendances de ces deux premiers éléments qui sont : 1° la fièvre, laquelle constitue notre troisième élément ; 2° et l'anémie qui est la conséquence rapide des diverses sources d'infection bilieuse. Ce faisant, nous aurons traité la deuxième variété de la première famille. En deuxième ligne, nous aurons à traiter quelques symptômes de certaines maladies constituant de véritables contre-indications. Arrivé au moment de formuler son traitement, le praticien se trouvera en présence des quatre hypothèses suivantes :

Première hypothèse. Elle se divise en deux parties :

Première partie. L'amélioration est entière, le malade est guéri, un ou deux jours de repos et une alimentation réparatrice suffisent pour le rendre complétement à la santé et à ses travaux.

Deuxième partie. L'amélioration est manifeste et l'on ne voit pas de trace de pestilence ou d'inflammation. Il s'agit clairement, dans cette deuxième partie comme dans la première, des diverses espèces de la deuxième variété présentement étudiée.

Indications générales.

A. Sulfate de quinine, dose, 0,80 centigrammes, en 8 pilules à prendre dans la journée de trois heures en trois heures.

B. Toniques. Régime et tisane. Bouillon gras, petites soupes, limonade vineuse tiède et sucrée (trois quarts eau, un quart vin). On alternera cette limonade avec la tisane de chiendent édulcorée avec de la réglisse ou du sucre.

Deuxième hypothèse. La variété est bien connue. C'est un érysipèle, c'est une suette, etc... Indications générales. Sulfate de quinine comme ci-dessus. Indications spéciales. Recourir à l'étude de la variété qui a été reconnue.

Notes anticipées sur les deux variétés sus-mentionnées.

De l'érysipèle. Indications spéciales qui suivront l'appréciation du sulfate de quinine sus-formulé. Lorsqu'il s'agira d'un érysipèle du cuir chevelu et que le malade accusera des douleurs de tête, allant en augmentant, il ne faudra pas hésiter à recourir, lors de la deuxième visite, à une saignée du bras de 400 à 500 grammes et à un purgatif salin pour le lendemain matin, soit 32 gram. de sulfate de soude à prendre à jeun, en deux fois, dans deux verres d'eau tiède et sucrée à dix minutes d'intervalle.

De la suette. Indications spéciales qui suivront l'application du sulfate de quinine sus-formulé. Pour boisson, tisane de chiendent par cuillerée à bouche de temps en temps et presque froide, diète, pas d'édredon pour couverture, linge et literie propres. Sinapisme au creux de l'estomac en cas de constriction douloureuse dans cette région ou sur le trajet du sternum.

Ces indications du deuxième jour seront suivies pendant les jours suivants.

Lorsque l'amélioration apparaîtra, c'est-à-dire le troisième ou le quatrième jour, on donnera de temps en temps et presque froides quelques cuillerées de bouillons gras légers et quelques cuillerées de limonade vineuse.

Troisième hypothèse. La fièvre continue aussi intense que le premier jour. C'est une fièvre inconnue, c'est une affection qui évolue et fait sa période d'augment, c'est une fièvre éruptive, c'est une fièvre bilieuse, une fièvre typhoïde ou bien l'une des deux premières fièvres compliquées de fièvre typhoïde, ou enfin une inflammation ordinaire encore mal dessinée.

A. Indications générales. *a*, sulfate de quinine ; *b*, toniques.

B. Indications contre la septicémie.

C. Indications relatives aux symptômes.

D. Indications contre la soif.

E. Indications relatives à l'hygiène.

A. Indications générales. *a*, Sulfate de quinine comme ci-dessus. *b*, Toniques ; limonade vineuse et quelques cuillerées de bouillon gras.

Observations sur la nécessité d'alimenter vite le sujet d'une façon appropriée à l'état de ses forces. Première observation. Il importe dans ces affections longues et graves où l'économie se débilite vite et d'une façon si profonde, il importe, dis-je, d'alimenter le malade dans la mesure du possible. Si la boisson et la limonade sont utiles dans la fièvre la plus grave, dans la fièvre typhoïde, où l'appareil digestif souffre dans toute son étendue d'une inflammation spécifique si souvent mortelle, si, dis-je, les toniques sont indiqués de bonne heure dans cette redoutable affection, par l'espèce d'autophagisme dont l'économie se trouve rapidement atteinte, à plus forte raison le seront-ils : 1° dans les affections éruptives qui sont le triste apanage de l'enfance, de cette portion intéressante de la société qui fait difficilement le calorique nécessaire à son entretien et à son élongation ; 2° dans les fièvres bilieuses où la bile fabriquée en excès par le foie se fait toujours aux dépens du sang.

Deuxième observation sur la nécessité d'une prompte et suffisante réparation dans les affections débilitantes et surtout dans la pestilence. Il semble, surtout dans ce dernier groupe d'affections que les forces dont l'économie dispose pour se nourrir et lutter contre le froid extérieur, soient détournées de leur destination habituelle et employées à la germination, au développement et à la prolifération de l'élément morbide. Joignez à cette cause d'affaiblissement la diminution de l'alimentation ordinaire et vous aurez la raison de ces grandes et longues faiblesses de la convalescence, la raison des anasarques et des paralysies progressives qui surviennent alors que la scène morbide paraît terminée.

B. Indications contre la septicémie. Six gouttes de teinture d'iode par jour. Trois gouttes avant midi, trois gouttes après, chaque dose dans le tiers ou la moitié d'un verre de limonade vineuse. Cette médication est dirigée contre la pestilence qui forme le caractère distinctif de notre deuxième famille.

C. Indications relatives aux symptômes. Mal de tête, insomnie. Sirop de codéine, une cuillerée à bouche le soir dans un peu de tisane et une cuillerée à bouche le matin.

D. Indications contre la soif. On alternera la limonade vineuse avec une tisane rafraîchissante, soit limonade cuite au citron, soit limonade minérale composée comme il suit : sirop de sucre, 60 gr., eau commune, 1,000 gr., alcool sulfurique, 3 gr.

E. Indications relatives à l'hygiène. C'est surtout dans les affections graves qui nous occupent qu'il faudra observer les règles de l'hygiène tracées plus haut.

Indications postérieures à la deuxième visite et relatives à la troisième hypothèse présentement étudiée. Les indications des deuxième, troisième, quatrième visites, etc..., sont celles qui viennent d'être formulées. A mesure que la maladie se dessine et que l'amélioration apparaît, il faut augmenter progressivement les toniques. Ainsi aux bouillons on substituera les potages gras faits avec de la croûte de pain grillé, la proportion de vin sera peu à peu augmentée, le malade sera levé le plus vite possible pour éviter les désordres du *decubitus* dorsal, notamment les escharres. Si l'affection peut être suivie d'anasarque comme la scarlatine, il faudra donner des toniques sans hésiter et aussi promptement que possible. Les refroidissements seront évités avec le plus grand soin surtout dans la convalescence des fièvres éruptives. En faisant les variétés comprises dans notre troisième hypothèse, nous compléterons le chapitre des indications, surtout lorsqu'il s'agira de la fièvre typhoïde.

Quatrième hypothèse relative à l'enfance.

I. Il s'agit de la deuxième variété, laquelle est toujours assez grave chez l'enfant à raison du nombre des troubles personnels, aussi l'amendement est loin d'être aussi accentué et aussi facile à reconnaître que chez l'adulte. C'est pourquoi il faudra apporter les plus grands soins dans cette deuxième visite de l'enfant.

II. Il s'agit d'une affection spécifique accompagnée de toux et ayant son siége dans la cavité thoracique. Ce sera du croup, de la grippe, de la coqueluche et de la bronchite capillaire.

III. Il s'agit d'une affection éruptive ayant son siége à la périphérie, ce sont : 1° la variole ; 2° la rougeole ; 3° la scarlatine ; 4° et les oreillons.

Indications générales pour les n⁰ˢ I, II et III.

A. Sulfate de quinine. B. Toniques.

Indications spéciales.

Émétique pendant plusieurs jours à haute dose et non évacuante.

Indications générales.

A. Sulfate de quinine. On donne aux enfants le sulfate de quinine en portion dans les proportions ci-après :

De la naissance à la 2ᵉ année,	1/15 à 1/12
A deux ans,	1/8
A trois ans,	1/6
A quatre ans,	1/4
A sept ans,	1/3
A quatorze ans,	1/2
De vingt à soixante ans,	1 gr.

Cette potion est prise dans les vingt-quatre heures par petites cuillerées à bouche.

B. Toniques. Les toniques se composent de la meilleure nourriture de l'enfance, c'est-à-dire de potages gras légers ou de laitage étendu d'eau et de limonade vineuse alternée avec du tilleul ou du chiendent : cette dernière tisane légèrement blanchie avec du lait.

Indications spéciales pour le nº II.

Tartre stibié à dose non évacuante. On donne le tartre stibié de manière à éviter les évacuations soit par le haut soit par le bas. Ces déjections sont évitées afin de ne pas déprimer des forces indispensables pour résister à la maladie. Le pauvre pourra faire sa potion gommeuse de 120 grammes en faisant bouillir pareille quantité d'eau avec un peu de gomme, il y ajoutera 10 centigr. de tartre stibié, puis un peu de sucre. Cette potion sera prise comme il a été dit ci-dessus par cuillerées à bouche dans les vingt-quatre heures.

Le tartre stibié a une double action. Première action, il

détruit la bile formée dans le foie d'une façon proportionnelle au développement des fausses membranes dans les bronches s'il s'agit du croup, nous connaissons la raison de ce rapport, inutile d'y revenir ici. Deuxième action. Le tartre stibié est un hyposthénisant, il calme l'élément inflammatoire qui existe dans le thorax quelle que soit la nature de cette inflammation. Dans ces derniers temps, on a vanté la glace comme un moyen héroïque dans le croup. Pour moi, je la regarde comme un adjuvant que l'on pourra expérimenter dans une sage mesure.

IV. Des autres affections de saison, notamment de la diarrhée, de la dyssenterie, de la fièvre typhoïde. (Renvoi à la deuxième et à la troisième familles.

Observations terminales pour toutes les variétés qui ne sont pas de la première famille ; surtout lorsqu'il s'agira de l'enfance, il faudra toujours, sitôt que cela sera possible, recourir aux deuxième et troisième familles.

Appendice à ces quatre hypothèses : Des affections inflammatoires franches du thorax, alors qu'elles sont connues.

Indications générales.

A. Sulfate de quinine. B. Anti-phlogistiques et diète.

A. Sulfate de quinine. Dose comme ci-dessus.

B. Anti-phlogistiques et diète. (Renvoi à la troisième famille.)

Résumé de la deuxième visite.

§ 1er. Pathologie. § 2. Thérapeutique.

§ 1er. Pathologie.

Il s'agit d'un adulte ou d'un enfant.

Il s'agit d'un adulte. Le malade va mieux ou il ne va pas mieux : c'est là la division principale et pratique ; ainsi deux hypothèses seulement.

Première hypothèse. Le malade va mieux. Cette catégorie de malades se divise en deux groupes.

Premier groupe. L'amélioration est manifeste pour le médecin et pour le malade. La maladie n'a point de nom, c'est une affection bilieuse; c'est la deuxième variété de la première famille. Deuxième groupe. L'amélioration est plus ou moins apparente. La maladie a un nom, c'est une affection pestilentielle ; c'est une variété de la deuxième famille.

Deuxième hypothèse. L'affection est inconnue, il s'agit de fièvres bilieuses, pseudo-bilieusess, typhoïdes ou inflammatoires.

Nota. — Ces dernières affections devront toujours être recherchées avec soin, à cause du régime anti-phlogistique qu'il sera opportun de suivre assez fréquemment.

§ 2. Thérapeutique. Dans tous ces cas, que la maladie soit connue ou non, les indications sont connues, le trouble principal c'est la fièvre ; c'est contre le troisième élément du diagnostic qu'il faut lutter, l'élément bilieux ayant été attaqué dès la première visite ; en outre, on ordonnera du bouillon et du chiendent dans la première hypothèse; on ordonnera de la diète et du chiendent dans la deuxième.

15° *Troisième visite.* § 1ᵉʳ. *Du diagnostic.* § 2. *Du traitement.*

§ 1ᵉʳ. Du diagnostic. Arrivé à la troisième visite, le médecin qui a cherché et rempli les indications si rationnelles des deux premières, se trouve en face d'un problème médical grandement élucidé.

Première hypothèse. Première partie de la première hypothèse, qui avait pour objet une fièvre éphémère ; de cette première partie, il reste à peine des traces. En effet, le troisième jour, le malade a repris son travail, deuxième partie. De la deuxième partie, qui a trait notamment aux diverses espèces de la deuxième variété de la première famille, il reste un malade dont la fièvre a disparu à peu près complétement; la continuation des toniques d'une façon progressive, constitue toute l'indication de cette troisième visite.

Deuxième hypothèse. Ici, les variétés sont connues et un peu amendées; elles ont leur dénomination, elles appartiennent surtout à la deuxième famille. Le nombre de ces variétés connues est encore plus considérable que le deuxième jour; car lors de la troisième visite, 1° les fièvres bilieuses de la première famille sont assez nettement dessinées, elles ont atteint la dernière limite de la période d'augment, et souvent l'amélioration est sensible; 2° les affections éruptives sont faciles à reconnaître, le coryza, la bronchite et l'éruption de la rougeole sont bien tranchées; l'éruption scarlatineuse, avec son angine ou mal de gorge, ne laisse plus de doute; enfin, pour ce qui concerne la troisième fièvre éruptive, souvent l'absence d'angine, de coryza, de bronchite et la présence dans le voisinage de varioles, seront des motifs puissants qui, réunis, ne permettront plus au médecin de douter qu'il va se trouver en présence d'une affection généralement redoutable. Je dis redoutable, à raison des traces indélébiles qu'elle peut laisser sur la face, alors surtout que la famille a été imprévoyante vis-à-vis du sujet atteint, en le privant pendant sa première enfance du bénéfice incontestable de la vaccination. 3° la suette qu'il importe si grandement de bien soigner, à cause des longues altérations qu'elle laisse dans l'estomac, la suette, dis-je, n'est plus douteuse, les sueurs abondantes et continues, la constriction épigastrique et l'éruption miliaire ne sauraient laisser la moindre hésitation dans l'esprit du praticien qui d'habitude se préoccupera de ses malades. Quoi qu'il en soit de ces nouvelles lumières, nous ne nous occuperons pas ici de la fièvre bilieuse parce qu'elle va être décrite immédiatement après la deuxième variété, et nous laisserons dans la troisième hypothèse les fièvres éruptives, vis-à-vis desquelles le traitement de la deuxième visite sera continué pendant un certain temps ainsi qu'il a été dit ci-dessus. Enfin, d'autres affections bien déterminées viendront compléter le cadre des inconnues éliminées.

Troisième hypothèse. Ici vont se ranger nos dernières inconnues, c'est-à-dire : 1° une fièvre bilieuse encore mal dessinée ; 2° une fièvre éruptive connue ou non ; 3° la fièvre bilieuse compliquée de fièvre typhoïde ; 4° les variétés de la deuxième famille également compliquées de fièvre typhoïde ; 5° une affection quelconque de la deuxième famille compliquant une autre affection de la même famille. Exemple : Le choléra associé à la fièvre intermittente qui a régné à la Guadeloupe il y a quelques années.

Quatrième hypothèse. De la quatrième hypothèse, il ne reste plus rien dans l'ombre. I. La deuxième variété de la première famille est connue et guérie. II. Les affections du thorax accompagnées de toux sont le plus souvent de nature spécifique et contagieuse, soit de l'enfant à l'enfant, soit de l'enfant à des personnes atteintes de troubles personnels graves, tels que l'ivrogne : elles sont facilement reconnues. III. Il en est de même des affections éruptives. IV. Je laisse de côté les autres affections, notamment la fièvre typhoïde, ces maladies étant renvoyées à leurs familles respectives.

Appendice à ces quatre hypothèses. Le diagnostic des inflammations franches, surtout de la pneumonie, peut être nettement établi, sinon lors de la deuxième au moins lors de la troisième visite. Les signes et symptômes qui décèlent la période d'augment de ces affections existent tous et de leur réunion on tire, sans crainte d'errer, la conclusion de la phlegmasie thoracique. C'est la douleur de côté, ce sont les crachats rouillés, jus de pruneaux, c'est l'auscultation, enfin c'est le rappel de la cause spéciale qui a présidé au développement de la maladie, c'est-à-dire le refroidissement.

§ 2. Du traitement. Première hypothèse. Première partie. Je n'ai rien à en dire, le malade est guéri. Deuxième partie. Soit des espèces de la deuxième variété de la première famille. La fièvre est tombée ou tout au moins diminuée. Le régime tonique, déjà commencé dès la première visite, est continué avec progression, ainsi potages gras légers, bouillons, limonade vineuse, œufs, laitage. On continuera la teinture d'iode s'il s'agit de l'une des plus graves espèces de cette variété, c'est-à-dire de la bilémie fébrile chez la femme qui vient d'accoucher.

Deuxième hypothèse. Ces variétés, qui sont généralement des variétés de la deuxième famille, sont connues, il suffit d'y recourir. On sait les traitements de la suette et de l'érysipèle.

Troisième hypothèse. 1° De la fièvre bilieuse. Elle va être traitée ainsi que je l'ai dit en faisant la deuxième visite ; 2° des fièvres éruptives. On continuera le traitement de la deuxième visite. Relativement à la rougeole, je rappellerai les notions sus-établies : qui a du coryza fait de la bile, qui tousse fait de la bile. Donc, au cours de sa maladie, le rubéoleux fait de la bile, donc l'évacuation prescrite lors de la première visite sera souvent insuffisante. Aussi au cours de cette affection, il faudra de temps en temps recourir à de nouveaux cholagogues, tels que l'huile de ricin ou le calomel à la vapeur ; en outre, contre cette fabrication de bile qui se fait aux dépens du sang au cours même de la maladie, il ne faudra pas négliger les toniques de facile digestion, ainsi on donnera : bouillons gras, potages légers de même nature, limonade vineuse, quinquina, etc. Ces observations s'appliquent à la scarlatine, car l'angine a aussi pour résultat de diminuer l'ingestion de l'oxygène dans les poumons. En ce qui concerne la variole, je dois dire ici par anticipation : 1° qu'il faudra surveiller les accidents céré-braux occasionnés notamment par suite du développement de l'éruption sur la face et le cuir chevelu. Ce sera le cas de suivre, s'il n'existe pas de contre indication, le régime anti-phlogistique qui réussit dans l'érysipèle du cuir che-velu, c'est-à-dire de pratiquer une saignée du bras de 500 gr. ou d'appliquer au moins une douzaine de sangsues à l'anus; 2° que dans les variétés compliquées, comme dans ce que l'on appelle la variole noire ou la variole hémorrhagique, il faudra reconnaître autant que possible les causes de compli-cation. On y remédiera dans la limite du possible, au cours de la fièvre éruptive, et comme ces troubles aggravants ré-sultent d'altérations siégeant dans l'économie, soit qu'il s'agisse d'altérations préexistantes connues sous le nom de troubles personnels, soit qu'il s'agisse de prédisposition à des maladies graves, telle qu'une fièvre typhoïde en voie d'incubation ou de développement, il faudra, quand le vi-rus varioleux aura fait son apparition dans un pays, que le praticien se mette immédiatement en mesure de recourir à toutes les ressources de la prophylaxie et notamment de traiter les troubles réel et personnel par les anti-bilieux, par les fébrifuges et les toniques ; il faudra surtout se garer de l'ivrognerie et des excès de toute sorte. Entre autres moyens préservatifs, il ne faudra pas hésiter de recourir à la vaccination ou à la revaccination. En tous cas, il sera indispensable de surveiller, dans le cours de ces trois fièvres éruptives, si une inflammation intermittente ne se développe pas dans le thorax.

Quatrième hypothèse. On continuera, chez les enfants, la médication de la deuxième visite concernant les numéros I, II et III. Les maladies formant l'objet du n° IV seront étudiées et traitées dans un deuxième opuscule.

Appendice aux quatre hypothèses. Des inflammations franches. Pour ce dernier groupe d'affections qu'il sera très-important de savoir reconnaître, je me contente, comme précédemment, de renvoyer à la troisième famille.

16° *Quatrième et dernière visite.* — Lors de cette visite, tout est connu, je me contente donc de reprendre nos quatre hypothèses.

Première hypothèse. Première partie. Le malade, nous le savons, est rendu à ses travaux. Deuxième partie. Il s'agit des espèces de la deuxième variété de la première famille. Le malade prend des toniques depuis la deuxième visite. Ce régime, continué lors de la troisième, ira toujours en progressant. Ainsi, le jour de la quatrième visite, on conseillera potages gras, côtelettes de mouton, œufs, vermicelle au lait, limonade vineuse. La teinture d'iode, conseillée pour les espèces les plus graves, telles que les bilémies fébriles qui surviennent après les accouchements, sera continuée pendant un jour ou deux pour ces espèces.

Deuxième hypothèse. Recourir à l'étude de ces variétés qui dépendent, on se le rappelle, de la deuxième famille.

Troisième hypothèse. 1° De la fièvre bilieuse, renvoi pur et simple de cette variété qui constitue la troisième de notre première famille. 2° Le traitement des fièvres éruptives sera continué. On surveillera le thorax dans le cas surtout où la sémébiologie comprend de la bronchite ou de l'angine, à l'effet de savoir si les poumons ne s'enflamment pas. 3° Le traitement de la fièvre typhoïde, chez les adultes, sera le même. J'ajoute que tous les trois ou quatre jours, dans cette dernière fièvre, on pourra donner le matin 25 gr. de sulfate de soude. Plus tard, c'est-à-dire dans le deuxième opuscule, on terminera cette thérapeutique, surtout pour les cas les plus graves.

Quatrième hypothèse. Le traitement des affections de l'enfance sera celui de la deuxième et de la troisième visite pour les numéros I, II et III ; déjà les affections spécifiques du thorax sont améliorées, le tartre stibié à haute dose sera diminué, ainsi, au lieu de quatre cuillerées de la potion à prendre le jour, on en donnera trois.

17° *Tableau synoptique du traitement des quatre hypothèses pendant les quatre premières visites.* — Je ne quitterai pas la variété dont s'agit sans faire une étude synoptique du traitement de nos quatre hypothèses pendant les quatre premières visites.

De la première visite. Pour la première visite, le traitement est identique dans les quatre hypothèses et dans toutes autres variétés.

Des trois autres visites. § 1er. Des deux premières hypothèses. § 2. Des deux dernières.

§ 1er. Des deux premières hypothèses.

Première hypothèse. Première partie. La fièvre était éphémère, le traitement de la convalescence commence dès la deuxième visite pour être continué lors de la troisième et de la quatrième. Les habitudes ordinaires du malade sont souvent reprises dès la troisième visite. Deuxième partie. Le malade qui n'appartient généralement ni à la deuxième, ni à la troisième famille, va mieux et la variété n'est pas autrement dessinée, il s'agit d'une affection purement bilieuse, de l'une des espèces de la deuxième variété (première famille). Le quinquina et les toniques sont employés dès la deuxième visite. Les toniques vont en augmentant les deux jours suivants (troisième et quatrième visites).

Deuxième hypothèse. Là il s'agit de variétés connues, il suffit d'y recourir : ainsi pas l'ombre d'une difficulté dans la thérapeutique concernant le premier paragraphe.

§ 2. Des deux dernières hypothèses.

Troisième hypothèse. Là il s'agit de variétés inconnues et l'état du malade n'est point amélioré. Il suffira jusqu'à ce que le doute ait disparu d'employer pendant les deuxième, troisième et quatrième visites le traitement formulé ci-dessus pour la deuxième.

Quatrième hypothèse. Il s'agit chez l'enfant : I. De la deuxième variété de la première, laquelle est amendée. II. Il s'agit d'affections spécifiques aiguës ou non, siégeant dans le thorax et accompagnées de toux. Le traitement formulé pour la deuxième visite est généralement continué pendant la troisième et la quatrième. Dans ce laps de temps la maladie s'amende, les toniques sont employés d'une façon progressive, tandis que le médicament par excellence va en diminuant dans le même rapport. III. Pour les affections éruptives continuer le traitement de la deuxième visite : n° 20, § 2. IV. Je passe à dessein ce numéro qui est renvoyé au deuxième opuscule.

Appendice aux quatre hypothèses. Des inflammations franches. Renvoi pur et simple à l'étude de la troisième famille.

On le voit, le traitement des deux dernières hypothèses ne présente pas plus de difficultés que la médication concernant les deux premières.

18° *De la deuxième variété de la première famille présentement étudiée, envisagée d'une manière spéciale. Coexistence et succession des maladies.* — Avant d'entrer dans quelques développements spéciaux, j'ai besoin de tracer ici d'une façon sommaire quelques règles qui, sur la coexistence et la succession des maladies, serviront de complément à ce que déjà nous avons pu en dire ailleurs.

§ 1ᵉʳ. De la coexistence des maladies. § 2. De la succession des maladies.

§ 1er. De la coexistence des maladies.

I. Rapports de la première famille avec les deux autres.

Les affections bilieuses de la première famille, en ce non compris les espèces de la deuxième variété qui existent toujours, avec toute sorte d'entités morbides fébriles, coexistent souvent avec les affections pestilentielles inflammatoires, c'est qu'en effet la fièvre bilieuse, par exemple, n'est que la deuxième variété de la première famille aggravée ; ainsi, quand il régnera une fièvre bilieuse, elle coexistera chez Pierre avec une maladie de saison qui viendra à apparaître chez ce dernier. Admettons maintenant l'hypothèse suivante, c'est-à-dire la coexistence de deux fièvres pestilentielles avec une fièvre bilieuse, nous aurons réuni la symptômatologie d'une triple affection, sans compter les manifestations morbides qui dépendent des troubles personnels.

II. Rapports de la deuxième famille avec elle-même.

A'. Des maladies pestilentielles peuvent coexister, exemple : le choléra et la fièvre intermittente qui ont régné ensemble il y a quelques années à la Guadeloupe.

B'. Une affection donnée débilite l'économie, dans sa marche, elle s'aggrave et se transforme : ainsi, la fièvre muqueuse ou gastrique, mal ou non soignée, passe à l'état de fièvre typhoïde, reconnaissable à ses signes et symptômes.

III. Rapports de la deuxième famille avec la troisième. Souvent, dans le cours d'une pestilence, il se développe des inflammations internes qui sont, en quelque sorte, l'une des conséquences du principe posé dans le numéro précédent. Exemple : la pneumonie dans la fièvre typhoïde.

IV. Rapports de la troisième famille avec la deuxième.

A'. Une maladie aiguë survenue par le refroidissement, débilite l'économie et la prédispose aux affections régnantes.

B'. La survenance d'une affection pestilentielle chez un individu porteur d'une plaie aggrave l'état de cette plaie, de sorte que lorsqu'une solution de continuité est arrêtée dans sa cicatrisation, on peut prédire qu'il existe en cet état une fièvre de la deuxième famille qui ne tardera point à apparaître.

§ 2. De la succession des maladies.

A' Lorsque le choléra régnera dans le temps des grandes chaleurs, il pourra être suivi immédiatement de fièvre typhoïde.

B'. Souvent une maladie a cessé depuis un certain temps, et il arrive des désordres qui sont causés par cette maladie que l'on croyait terminée. Exemple : 1° la paralysie générale qui survient à la suite d'une angine gangréneuse, la paralysie partielle qui suit une fièvre pseudo-bilieuse mal soignée. Au sujet de cette dernière fièvre, j'ai observé, dans le service de l'un de mes amis, une paralysie de l'appareil digestif qui fut suivie de mort. Cela dit, je reviens à ma deuxième variété.

Après les développements dans lesquels je viens d'entrer, il me restera peu de chose à dire de cette deuxième variété ou mieux des diverses espèces qui la composent. Les principales, on s'en souvient, sont les bilémies chez la femme en état de puerpéralité, chez l'ivrogne, chez l'enfant et chez l'être atteint d'une toux chronique. Pour éviter le plus possible des redites, je me bornerai ici 1° à tracer quelques règles sur la bilémie chez la femme en état puerpéral ; 2° et sur la cinquième espèce dénommée pseudo-bilieuse.

1° De la bilémie chez la femme en état puerpéral. Première règle. Les cholagogues, le quinquina et les toniques seront proportionnels au coefficient de la bilémie. Si la femme soumise à notre observation est, indépendamment de son état puerpéral, comme Mme Ch... de Versigny, atteinte d'anhélation habituelle et de broncho-pneumonie, le coefficient de la bilémie sera 4, savoir : 1° Bilémie climatérique ; 2° bilémie chronique de l'anhélation ; 3° bilémie aiguë des bronches ; 4° bilémie puerpérale. Enfin, joignez à ces quatre causes d'infection bilieuse celle qui résulterait de l'ivrognerie et vous atteindrez le chiffre 5. Deuxième règle. Il faudra tenir compte de tout autre trouble personnel consigné dans les deux sections de notre nomenclature. Troisième règle. La marche avancée de la saison sera prise en considération pour déterminer à sa juste valeur l'importance de la bilémie climatérique, importance plus notable en août qu'en mai. Quatrième règle. Il sera enfin très-intéressant de tenir compte de la multiplicité des affections régnantes ou autres qui pourraient survenir primitivement ou consécutivement. Ainsi, la bilémie qui nous occupe pourrait être aggravée, entre autres variétés ou espèces dépendant de nos trois familles, soit de la fièvre typhoïde, soit de la fièvre bilieuse. Avant de passer à la cinquième espèce, je veux répandre sur celle que je place au premier rang, la bilémie fébrile chez la femme en état de puerpéralité, les lumières vives et irrécusables de l'observation. Le dogme et la formule du statut ne suffisent point à éclairer tout le monde ; en prévision du scepticisme et de l'ignorance, nous devons faire des relations sommaires des cas les plus intéressants, de ces cas dont la réunion sert à édicter une loi ; je demande donc au lecteur la permission de lui rappeler ici l'histoire de deux maladies graves qui lui seront pour sa pratique, d'une grande utilité.

Première observation. Dans le cours de l'année 1868, je fus appelé par des médecins et une sage-femme pour accoucher un deuxième enfant chez une primipare. En me rendant chez moi à l'effet de prendre mes instruments, je pose comme il suit les thèses à élucider.

I. Accoucher un deuxième enfant.

II. Soigner la bilémie fébrile la plus grave de l'état puerpéral. Cette bilémie devait se composer : 1° de la bilémie climatérique ; 2° des bilémies de la grossesse ; 3° de l'anémie consécutive à cet état et aux sécrétions biliaires ; 4° des diathèses existantes ; 5° du traumatisme utérin ; 6° d'une déchirure possible du périnée ; 7° de l'état des seins.

III. S'assurer rapidement s'il n'existe point une inflammation du thorax.

La thérapeutique était assez simple : Le premier jour, anti-bilieux, bouillon de veau, tisane de chiendent, plus limonade vineuse légère. Tel est le travail que je fis, soit en me rendant chez moi, soit en me rendant de chez moi chez la malade. Ce labeur préliminaire était facile il était l'application de lois et de règles bien connues ; il était et il est à la portée de tous. Comme on le voit, dans mes études préparatoires, je rejette à la deuxième journée la recherche des maladies à quatre éléments, à l'exception toutefois, des inflammations habituelles du thorax, de la pleurésie et de la pneumonie.

Examen de la malade : 1° Y a-t-il un deuxième enfant ? J'exprime le désir de voir le nouveau-né, il est déjà parti en nourrice ; je demande son poids approximatif, c'est un garçon énorme ; j'examine le ventre de la jeune accouchée et je m'assure facilement par le palper que la matrice n'a plus que le volume qui suit la délivrance ; le toucher vaginal me confirme dans cette idée que je me garde d'exprimer de suite, à savoir, qu'il n'y a pas de second enfant, seulement j'annonce que mon premier examen ne m'a pas décélé une grossesse double ; qu'en tous cas je ferai tout pour faciliter un second accouchement. Cela dit, je passe à l'examen ou plutôt à la constatation de la bilémie fébrile dans l'état puerpéral. La bilémie climatérique et les autres infections bilieuses résultent clairement de l'état de la langue et de la couleur des conjonctives. La fièvre est constatée par la chaleur et l'élévation du pouls ; l'anémie qui résulte de la spoliation que vient de subir la jeune malade nous est chose connue ; en ce qui concerne les diathèses, je me rappelle avoir donné des soins à la mère de l'accouchée, laquelle a succombé récemment à un carcinome de l'utérus. Relativement au traumatisme utérin, j'acquiers la notion que la malade a souffert de la matrice au cours de sa grossesse, et que cet état morbide a été la cause qui a induit en erreur sur le nouvel enfant présumé ; en même temps, je demande si la primipare ne portait pas de déchirure au périnée ; il en existe une légère. Interrogée sur l'état des seins, Mme X... n'en souffre pas. Reste l'hypothèse d'une maladie à quatre éléments, d'une phlegmasie thoracique pouvant compliquer les états morbides que je viens de signaler. L'auscultation, faite rapidement, et quelques autres questions relatives à la douleur de côté, à la couleur des crachats, me démontrent qu'il n'y a rien d'anormal dans la poitrine.

Ce travail fait, je laisse le champ libre à mes collègues, et quand leur examen est terminé, nous passons dans une pièce voisine pour apprécier l'état de la malade et convenir du traitement. Prié de dire mon opinion sur la thérapeutique à suivre, je conseille : 1° les anti-bilieux, soit 0,075 milligr. de tartre stibié à prendre dans la journée à jeun, en une fois, dans un verre d'eau sucrée ; 2° contre la fétidité produite par le traumatisme utérin et la déchirure du périnée, A, cinq ou six injections utérines tièdes, avec une décoction de racines de guimauve et de têtes de pavot (une tête par litre d'eau) ; B, six gouttes de teinture d'iode par jour, trois gouttes avant midi dans un demi-verre de chiendent, trois gouttes après-midi de la même façon ; C, cérat opiacé saturné contre la solution de continuité vaginale ; 3° une application de ouate sur les seins; 4° pour tisane, du chiendent alterné avec un peu de limonade vineuse tiède et sucrée (un quart vin, trois quarts eau); 5° comme calmant, une cuillerée à bouche de sirop de codéïne le soir ; 6° pour aliment, quelques cuillerées de bouillon de poulet. Après avoir ainsi exposé le traitement qui précède, j'invitai mes collègues à formuler leurs observations. Il me fut répondu que mon traitement paraissant rationnel, il n'y serait rien changé.

Deuxième visite. Le lendemain nous nous trouvâmes chez la malade à l'heure convenue. Le pouls avait diminué, l'état était amélioré, les déjections rendues étaient de la bile jaune et verte. Les injections utérines avaient eu lieu à l'aide d'une sonde en caoutchouc laissée à demeure à cause de la déchirure du périnée, elles ont notablement soulagé la malade. Lors de ce deuxième examen facile, mais en quelque sorte pour ordre, ma recherche d'un second enfant n'a pas plus abouti que la première.

Diagnostic. Il était nettement dessiné, il s'agissait de la bilémie fébrile dans l'état puerpéral, c'est-à-dire de la première espèce de la deuxième variété de notre première famille. L'amélioration qui existait n'a échappé à aucun de nous. Prié, comme la première fois, de donner mon opinion sur la thérapeutique à suivre, 1° j'annonce que la rate se trouve légèrement engorgée à la suite des diverses causes d'infections bilieuses inhérentes à la gestation et qu'il serait utile de donner 0,60 centigr. de sulfate de quinine en six pilules, deux le matin, deux à midi, deux le soir ; 2° à raison de la fièvre de lait qui va apparaître, je conseille la diète, c'est-à-dire un peu de bouillon de veau, la limonade vineuse de la veille en moins grande quantité et de la limonade citrique ; 3° les injections vaginales qui ont fait grand bien seront continuées ; 4° les six gouttes de teinture d'iode seront également continuées ; 5° les seins seront tenus chaudement, comme la veille, avec de la ouate ; 6° la plaie vaginale sera pansée avec le même cérat ; enfin je considère le sirop de codéine comme sans utilité. Après avoir émis mes idées sur la thérapeutique du deuxième jour, je m'en réfère, comme la première fois, à mes collègues, qui se contentent de me prier d'écrire les prescriptions qu'ils viennent d'entendre.

Troisième visite. La fièvre de lait n'est pas éteinte complétement ; tout se passe aussi bien que possible et les prescriptions de la deuxième visite sont continuées, sauf le sulfate de quinine que je regarde comme désormais inutile. Puis, pour tarir la sécrétion lactée, je conseille 0,60 c. de calomel à la vapeur, à prendre le soir dans une cuillerée à bouche de lait ; les injections sont réduites à deux ou trois injections ordinaires dans la journée.

Quatrième visite. L'état de la malade va toujours s'améliorant, la fièvre de lait a cessé à peu près complétement, un régime plus tonique est prescrit ; les bouillons sont remplacés par des potages, nous conseillons un œuf frais, peu de tisane, un peu plus de limonade vineuse ; enfin la teinture d'iode et les injections vaginales sont supprimées.

Cinquième et dernière visite. Continuation pure et simple du régime tonique. Depuis, la santé de la malade s'est de plus en plus fortifiée. Comme on le voit par cette première observation, une application fort facile de nos lois sur les troubles existants a suffi dans ce cas qui ne manquait pas de gravité, pour amener rapidement une solide guérison.

Deuxième observation. Vers la fin de la même année, je fus mandé en toute hâte pour donner mes soins à une dame que l'on me dit enceinte depuis trois mois environ et atteinte d'hémorrhagie avec un mouvement fébrile prononcé.

En me rendant chez la malade, j'examine mentalement les questions que j'aurai à résoudre ; c'est en premier lieu le trouble réel, la bilémie climatérique ; en deuxième lieu le trouble personnel, l'état puerpéral composé A de bilémies régies par les lois 13, 14, 15 et 16 ; B d'anémie et de déglobulisation consécutives ; C du dédoublement de la jeune mère ; D de diathèses ; E de traumatisme utérin, d'hémorrhagie. C'est en troisième lieu la fièvre. En quatrième lieu, c'est l'éventualité d'un quatrième élément né ou à naître d'une maladie de saison de l'ordre des inflammations par exemple. Cette étude que l'on devra toujours faire ou mieux se remémorer avant le ou la malade, étant terminée rapidement, je me dirige avec plus de liberté d'esprit vers la demeure qui m'a été assignée.

Première visite. A mon arrivée, je constate une infection bilieuse notable, l'état de la langue et des conjonctives suffit à m'éclairer complétement sur ce point. Cette infection bilieuse étant déterminée, aussi bien par la bilémie climatérique que par les diverses bilémies composant la première section de mes troubles personnels (lois 13, 14, 15 et 16), je passe au complément des troubles personnels, au traumatisme utérin et à l'hémorrhagie d'une manière générale : l'hémorrhagie décèle un décollement partiel ou total de l'œuf. Si le décollement n'est que partiel, on peut espérer la continuation de la grossesse : si, au contraire, le décollement est total, l'avortement est forcé et la délivrance doit être facilitée.

Les parties constitutives du deuxième élément du diagnostic étant épuisées, j'arrive au troisième élément, à la fièvre. La fièvre et la chaleur sont facilement appréciables. Enfin je songe à un quatrième élément du diagnostic, à la seule inconnue que d'habitude le clinicien doit dégager ; puisque les trois premiers éléments sont connus, je me contente de poser la question : Y a-t-il une maladie à quatre éléments? Je fais mes réserves à l'endroit d'une inflammation intercurrente et l'on verra bientôt que ma prévision était dans l'ordre des choses possibles, vu le traumatisme utérin.

Indications de la première visite. Elles sont pour la plupart fort simples et bien établies. Elles concernent les troubles réel et personnel, c'est-à-dire que le premier jour nous n'avons pas à nous occuper de la fièvre splénique ni de son spécifique, lequel, nous le savons, constituera l'indication principale de cette deuxième visite. L'indication fondamentale de la première visite, laquelle a pour objet l'infection bilieuse produite par les troubles réel et personnel sera donc celle que nous devrons formuler en première ligne ; viendront ensuite le traumatisme utérin, l'hémorrhagie et les troubles accessoires, tels que la soif, le défaut de sommeil, etc. Voici, du reste, en quels termes je formulai ma première ordonnance :

1° Calomel à la vapeur, 0,50 centigr., à prendre dans un peu de miel ou une cuillerée à bouche de lait ; *nota*, j'ajourne les anti-bilieux proprement dits jusqu'à ce que la fièvre utérine soit nettement dessinée, jusqu'à ce qu'il soit bien établi pour moi que la grossesse ne pourra pas être continuée ;

2° Contre l'hémorrhagie: perchlorure de fer, cinq gouttes dans un demi-verre d'eau d'heure en heure.

3° Contre la septicémie : teinture d'iode, quatre gouttes, deux avant, deux après midi, chaque dose dans la moitié d'un verre de tisane de chiendent.

4° Contre les troubles sensoriaux: sirop de codéine, une cuillerée à bouche le soir.

5° Pour tisane chiendent alternée avec de la limonade au citron cuite.

6° Tenir proprement et garnir de linge la région génitale à cause de l'écoulement hémorrhagique.

7° Ne pas trop couvrir la malade, sans pourtant la refroidir.

8° Pour régime, bouillon de veau.

Deuxième visite. Le lendemain, l'état général n'est pas plus grave que la veille, l'hémorrhagie continue, elle est peut-être un peu diminuée. La fièvre et la chaleur ne sont pas autrement modifiées.

Indications de la deuxième visite. Nous connaissons la principale, c'est le sulfate de quinine, je formule, comme il suit, mon ordonnance : 1° sulfate de quinine, 0,60 centigrammes, six pilules, deux le matin, deux à midi, deux le soir ; 2° le reste, comme la veille, moins le calomel, soit continuation du perchlorure, de la teinture d'iode, du sirop de codéïne, de la limonade au citron, du chiendent et des bouillons de veau, mêmes soins de propreté pour l'écoulement hémorrhagique. Cet état à peu près stationnaire de la malade m'annonce que le travail de la fausse couche suit ses diverses phases et que la grossesse ne sera point continuée.

Troisième visite. La fausse couche suit sa marche ; selon moi, l'œuf est entièrement détaché de l'organe de la gestation. Sous l'influence de ce travail, l'état de la malade s'est un peu aggravé. Des douleurs profondes se sont fait sentir dans l'utérus, il en existe également dans la région abdominale, l'écoulement sanguin continue, la fièvre et la chaleur n'ont pas diminué. En présence de ces résultats qui décèlent nettement l'adjonction d'un nouvel élément du diagnostic, de l'élément inflammatoire à l'infection bilieuse non encore combattue, je n'hésite pas à conseiller en première ligne les anti-bilieux que j'ai dû ajourner le premier jour, auxquels il faut toujours revenir, et cela sans beaucoup tarder, en second lieu, je veux arrêter la phlogose qui apparaît comme complication de la fausse couche ;

en conséquence, je formule, comme il suit, ma médication.

Ordonnance de la troisième visite :

1° Tartre stibié, 0,075 milligr. à prendre le matin à jeun en une fois dans un verre d'eau sucrée.

2° Onguent napolitain en frictions sur le ventre deux fois le jour, matin et soir.

3° Cataplasmes légers de farine de graine de lin sur la même région.

4° Le reste, comme la première et la deuxième visite.

Quatrième visite. A. L'hémorrhagie est beaucoup moindre. B. Dans une selle, la malade a rendu l'œuf, mais vide, l'embryon étant sorti par une ouverture suffisamment large et visible. C. Les déjections rendues sont abondantes, bilieuses et vertes. D. L'état du ventre est un peu mieux. E. La fièvre et la chaleur sont notablement modifiées. F. L'écoulement sanguin est sensiblement diminué. G. La soif est moins vive et la sensation de la faim se réveille. H. En somme, l'état général est bien amendé.

Indications de la quatrième visite :

1° Diminution de la dose de perchlorure de fer.

2° Injections vaginales tièdes, quatre à cinq le jour, linges propres et souvent renouvelés.

3° Continuation des frictions mercurielles et des cataplasmes sur le ventre, de la teinture d'iode, du sirop de codéine.

4° Pour régime, quelques cuillerées de bouillon de poulet, limonade vineuse (trois quarts eau, un quart vin) alternée avec du chiendent.

Cinquième visite. L'amélioration continue.

A. L'hémorrhagie passe à l'état de lochies blanchâtres, et en petite quantité. B. Le ventre est à peine sensible. C. La fièvre et la chaleur en excès tendent de plus en plus à disparaître. D. La soif existe à peine, et l'appétit augmente.

Indications de la cinquième visite :

1° Suppression du perchlorure, des injections vaginales, des frictions mercurielles, de la teinture d'iode et du sirop de codéïne.

2° Deux cataplasmes légers sur le ventre ; un le matin, un le soir.

3° Petits potages gras, un œuf.

4° Limonade vineuse, alternée avec du chiendent.

5° La malade se lèvera une heure le matin, une heure le soir.

Sixième et dernière visite. La malade est entrée en pleine convalescence ; les cataplasmes sont supprimés, reste l'alimentation, qui sera augmentée progressivement. La malade se lèvera aujourd'hui, deux heures le matin, deux heures le soir.

Remarque sur cette observation, Ainsi qu'on a pu le voir, le traumatisme utérin s'est élevé à la hauteur d'une affection inflammatoire. La raison principale de ce phénomène pathologique se déduit de l'impossibilité dans laquelle je me suis trouvé dès le début d'employer les anti-bilieux, désireux que j'étais, je le répète, de continuer la grossesse si cela m'était possible.

Ici, comme dans l'observation précédente, j'ai choisi une espèce suffisamment compliquée pour jeter le plus de jour possible sur la pratique, laquelle en définitive, avec le travail qui précède la première visite, devient chose simple et facile pour le praticien qui sera suffisamment imbu de mes lois.

19° *De la cinquième espèce : De la fièvre pseudo-bilieuse ou de la bilémie fébrile, compliquée généralement d'obstruction ou d'engorgement biliaire du foie, de constipation et d'anémie*. — Deux observations. Cette espèce, qui se présentera rarement lorsque le traitement des trois premières visites se fera dans l'ordre et de la manière sus-indiqués, présente d'une façon à peu près complète tous les signes et symptômes de la fièvre bilieuse, qui sera ci-après décrite : le traitement est le même. Toutefois la matière étant neuve, je vais, pour l'édification du lecteur, consigner ici comme je l'ai fait pour l'état puerpéral, deux observations propres à jeter du jour sur le sujet tout à fait digne d'intérêt qui me vint à l'esprit au sujet de la thèse suivante : Circonscrire la fièvre typhoïde dans ses véritables limites, éliminer d'une part les entités morbides qui n'en sont point, et faire rentrer, d'une autre, dans son cadre les affections qui, jusqu'ici, en avaient été distraites par les uns et admises par les autres.

Première observation. Le 7 novembre 1866, je suis mandé près de M. l'abbé X... A mon arrivée, je constate d'abord une fièvre peu accentuée : 2° je lis en gros caractères les signes et symptômes de la bilémie climatérique : les conjonctives oculaires sont jaunâtres, la langue est chargée, l'appétit est perdu, et les forces sont nulles ; 3° le foie est le siége d'un engorgement biliaire : 4° consécutivement le cerveau se trouve légèrement congestionné ; 5° enfin, il existe de la constipation. Pour commencer la lutte par le trouble primordial, quotidien et continu, c'est-à-dire par le trouble réel, bilémie climatérique, je prescris : 1° ipéca en poudre, 1 gr.; tartre stibié, 0, 05 centigrammes, à prendre en une fois dans le tiers d'un verre d'eau sucrée ; 2° pour tisane, décoction de chiendent, alternée avec de la limonade cuite au citron et sucrée ; 3° pour aliment, bouillon de veau. Deux jours après, le 9 novembre, je revis le malade. Il a rendu par le haut et par le bas des déjections bilieuses jaunes et vertes en quantités considérables. Quoi qu'il en soit, le foie et le cerveau conservent, avec leur intensité primitive, les troubles sus-mentionnés. En outre, comme phénomènes consécutifs du trouble réel et de l'obstruction biliaire du foie, je constate de nouveau un léger mouvement fébrile. Qu'y a-t-il chez ce malade? Il n'y a rien de connu, rien d'amélioré; ni fièvre éruptive, ni inflammation thoracique. J'ai vérifié ce dernier point au cours de ma deuxième visite. Conclusion. Nous sommes dans le champ de l'inconnu, composé des fièvres pseudo-bilieuse, bilieuse et typhoïde. Qu'avons-nous à faire? 1° Traiter le troisième élément du diagnostic, c'est-à-dire la fièvre; 2° lutter contre les symptômes généraux; 3° commencer le plus vite possible le bouillon gras et la limonade vineuse. En conséquence j'ordonne : 1° 9 pilules de sulfate de quinine de 0, 10 centigrammes de sel chacune, à prendre dans les vingt-quatre heures, par trois de huit en huit heures; 2° même tisane et même régime que le 7; 3° je remédie aux troubles sensoriaux en ordonnant, deux cuillerées à bouche de sirop de codéine : une le matin une le soir; chaque cuillerée dans le tiers ou la moitié d'un verre de tisane; 4° enfin, je conseille un peu de limonade vineuse et un peu de bouillon : le malade refuse ce bouillon. Le 10, jour de ma troisième visite, l'état du malade ne s'est pas autrement amélioré. Il existe un mal de tête intense, de l'insomnie, une soif considérable et une répugnance invincible pour les aliments. La maladie continue d'une manière évidente sa période d'augment, si courte qu'elle doive être encore.

Diagnostic. La rapide apparition et la gravité des symptômes généraux sus-signalés me mènent à la conclusion suivante : fièvre pseudo-bilieuse avec un point d'interrogation pour une fièvre typhoïde coexistante à l'état sous-jacent.

Traitement. Par suite du diagnostic sus-porté, je reviens : 1° aux cholagogues ; 2° au traitement des signes et symptômes généraux ; 3° et au traitement de la constipation. En conséquence, 1° je prescrivis pour le soir 0,80 c. de calomel à la vapeur dans une cuillerée de lait ; 2° je continue la même tisane ; 3° j'ordonne quelques tasses de bouillon de veau ; et pour le lendemain une cuillerée à bouche de sirop de codéïne. Le 11, jour de ma quatrième visite, j'apprends que le calomel a produit les effets que j'en attendais ; des selles bilieuses ont été rendues dans la matinée du 11. Malgré cela tous les signes et symptômes vont en quelque sorte en s'aggravant. Le cerveau et le foie sont toujours les organes qui présentent le plus de troubles, l'insomnie et le mal de tête augmentent, la langue est fendillée et noirâtre, le pouls, qui jusqu'alors a marqué à peine quelque chose d'anormal dans son rythme, tend à s'élever, en même temps la chaleur perçue au toucher de l'avant-bras montre du côté de la circulation un peu plus de désordres que n'en indique le pouls.

Diagnostic. Même diagnostic.

Traitement. Je me propose de lutter à nouveau contre l'empoisonnement bilieux. En conséquence je prescris : Tartre stibié 0,075 milligr. à prendre le matin, en une fois, dans un verre d'eau sucrée ; en outre, j'ordonne l'application sur le front de compresses trempées dans de l'eau froide et tordues, ces compresses devront être renouvelées toutes les dix minutes. Les autres prescriptions sont continuées (cuillerées de sirop de codéïne, limonade au citron et bouillon de veau). Interrogé par la famille fort alarmée sur l'éventualité d'une fièvre typhoïde, je déclare que, dans mon opinion, cette fièvre n'a pas encore fait son apparition, si toutefois elle doit la faire. Mes motifs sont les suivants : Pour démontrer une fièvre typhoïde il faut, comme

nous le savons, entre autres signes et symptômes : diarrhée, prostration, saignements de nez, tâches lenticulaires
rosées, sudamina sur la paroi antérieure de l'abdomen,
ballonnement du ventre ; tout cela manque ici, puis enfin
le pouls n'a jamais dépassé 90 à 100 pulsations. Quoi qu'il
en soit, en vue de cette fièvre, si éloignée qu'elle m'appa-
rût, je prescrivis, selon le plan que je me suis tracé, une
aération complète, de grands soins de propreté et dix
gouttes de teinture d'iode par jour, cinq gouttes avant midi
dans la moitié d'un verre de tisane, cinq gouttes après-midi
de la même façon. Le 12. Cinquième visite. La garde-
malade m'informe que M. l'abbé X... a encore rendu en
quantité considérable de la bile jaune et verte. Je demande
si le malade n'a point eu de délire, la réponse est négative;
mais cette réponse est à peine terminée que M. l'abbé se
trouve en proie, en ma présence, à une hallucination d'une
d'une certaine durée. Eclairé complétement par ce trouble
cérébral que je présumais, je le réduisis immédiatement à
sa véritable valeur. Le diagnostic par moi précédemment
porté fut pleinement confirmé dans mon esprit. Je fis
donc remonter l'altération principale à l'organe hépatique ;
en d'autres termes, il suffisait pour moi de soulager le
foie congestionné et saturé de bile pour remédier aux désordres cérébraux. En conséquence je prescrivis : 1° un
vésicatoire volant camphré, de 0,13 centim. de diamètre,
qui serait appliqué sur le foie, c'est-à-dire sur le ventre
du côté droit à partir des fausses côtes, j'ordonnai de le
laisser 15 heures, de ne pas enlever la peau en le levant
au bout du temps que je viens de fixer, de panser pendant
deux ou trois jours avec papier gris huilé; 2° je prescrivis
deux cuillerées à bouche de sirop de codéine, une le matin,
une le soir, dans un demi-verre d'eau sucrée tiède ; 3° la
tisane et le bouillon de veau de la veille furent continués.

Le 13. Sixième visite. Le malade va mieux, la langue a perdu son aspect thyphique; le mal de tête, la soif et l'insomnie ont diminué; j'ordonne de la limonade vineuse à dose suivante : un quart vin, trois quarts eau, le tout tiède et sucré; cette limonade est alternée avec le chiendent; enfin je prescris quelques tasses de bouillon de poulet. Le 14. Septième visite. Le mieux se soutient, même tisane, potages légers au lieu de bouillon. Le 16. Huitième et dernière visite. Je vois mon malade pour la dernière fois et pour lui dire qu'un régime de plus en plus tonique suffira désormais pour assurer, d'une façon rapide, son rétablissement complet. En résumé, la maladie a marché en grandissant du 7 au 12; le 13, le mal était vaincu. Dès le début mon cadre était tout tracé : Premier jour, anti-bilieux; deuxième jour, sulfate de quinine, et traitement des signes et symptômes; troisième jour, calomel, et traitement des signes et symptômes; quatrième jour, anti-bilieux du premier jour renouvelés, plus le traitement des signes et symptômes généraux; cinquième jour, vésicatoire sur le foie, indiqué par l'hallucination qui n'était pour moi qu'un trouble symptômatique, tisane et calmants appropriés aux troubles sensoriaux; sixième jour enfin, toniques le plus vite possible. Tel est le cadre thérapeutique que nous parcourrons toujours en semblable circonstance et avec lequel nous guérirons aussi sûrement. Si la fièvre typhoïde eût existé, je l'eusse reconnue sans peine à ses signes et symptômes, le traitement en eût été formulé d'une façon complète, selon les règles que j'établirai dans l'étude de la deuxième famille.

Deuxième observation. Première visite. En juillet 1860, au cours d'une affection chirurgicale que je soignais depuis quelque temps, je me trouvai en face d'une maladie en tout semblable à celle de M. l'abbé X.... Mon malade, riche

habitant de l'arrondissement de Laon, fut pris de fièvre
le 19 juillet, le pouls battait 85 pulsations, les signes et
symptômes de la bilémie étaient nettement accentués, conjonctives oculaires jaunâtres, langue chargée, manque
d'appétit, la constipation existait à l'état chronique, les
troubles sensoriaux, mal de tête et insomnie se montraient
avec une certaine intensité, enfin la soif était très-vive.
Sitôt l'apparition de tous ces signes et symptômes, j'ordonnai l'éméto-cathartique suivant : Sulfate de soude,
25 gr.; tartre stibié, 0,05 centig., à prendre le matin en
deux fois dans deux verres d'eau tiède et sucrée à dix minutes d'intervalle, et pour tisane décoction de chiendent.
Ce faisant, je luttai contre les deux premiers éléments du
diagnostic (trouble réel, troubles personnels plus ou moins
nombreux). Des vomissements et des selles caractéristiques
furent le résultat de cette médication. Deuxième visite. Le
20 juillet, les symptômes vont s'aggravant, ou mieux la
maladie continue sa période d'augment. Je combats la
fièvre par l'administration de 1 gramme de sulfate de quinine (dix pilules de deux en deux heures), même tisane,
bouillon de veau. En agissant de la sorte, je remplissais
l'indication principale de la deuxième visite, je luttai
contre l'élément fébrile, lequel, à ce moment de la fièvre,
représentait notamment, alors comme aujourd'hui, la
somme des troubles réel et personnel. Troisième visite.
Le 21, je trouve le malade en proie à des hallucinations
fréquentes, tantôt ce sont ses artères qu'il voit battre,
tantôt ce sont des mouches imaginaires qu'il faut chasser.
La famille est en proie à un chagrin d'autant plus vif que
le malade avait éprouvé, quelques années auparavant, des
troubles cérébraux qui ont duré plusieurs mois. Par suite
de ces craintes, je suis interrogé sur les conséquences des
signes et symptômes encéphaliques en présence desquels

nous nous trouvons ; persuadé que j'avais affaire à une bilémie fébrile compliquée d'une obstruction biliaire du foie et de constipation, je rassure mes clients de mon mieux, et j'annonce que le lendemain j'amènerai avec moi un médecin de mes amis, praticien aussi modeste que capable, à l'effet de confirmer le diagnostic que j'avais porté. Quatrième visite. Le 22, je conduis mon honorable ami près de mon malade dont le cerveau, il faut bien le dire, paraît le siége d'une inflammation grave. Consulté en particulier par moi, mon collègue est d'avis que M. X*** est atteint d'une fièvre typhoïde avec complication cérébrale. Ce diagnostic porté, j'exprime à mon tour l'opinion sus-formulée dans laquelle je persiste : bilémie fébrile avec engorgement bilieux du foie et constipation. Je déclare que les troubles cérébraux sont pour moi purement symptômatiques. Prié par mon ami d'indiquer ma médication, je combattis d'abord la saignée générale, laquelle, selon moi, devait avoir pour résultat probable de conduire le patient à l'adynamie, et à la fièvre typhoïde elle-même. Je conseillai ce que je fis plus tard chez M. l'abbé X..., c'est-à-dire un vésicatoire volant camphré de 0,13 c. de diamètre sur la région hépatique. Ce traitement arrêté avec mon ami, nous revînmes près du malade et je déclarai à la famille que le lendemain de cette médication, le délire serait dissipé, sinon entièrement au moins de moitié. Cinquième visite. Le jour suivant, chacun fut empressé de vérifier mes prévisions ; elles se réalisèrent de point en point : le malade avait encore le délire, mais les intervalles lucides étaient de beaucoup plus longs que la veille et, dans ces moments, le malade possédait sa raison tout entière. A cette visite où la joie reparut sur tous les visages, je prescrivis : bouillon de poulet, limonade vineuse et chiendent. Pansement du vésicatoire avec 0,01 centigr. de morphine. Les jours suivants, le régime tonique alla en augmentant et le malade recouvrit rapidement sa santé primitive. En résumé, c'était là pour moi une fièvre que je qualifiai depuis de pseudo-bilieuse. Pour la symptômatologie et le traitement, c'est à peu de chose, près pour ne pas dire tout à fait, la fièvre bilieuse. Toutefois, nous notons ici les différences suivantes : première différence, elle est relative à l'étiologie ; dans la fièvre bilieuse, la bile s'accumule dans le foie subitement sous l'influence d'une augmentation brusque du calorique ambiant, tandis que dans la fièvre pseudo-bilieuse, la bile s'est accumulée lentement et pendant longtemps dans l'appareil hépatique. Deuxième différence : elle concerne le traitement. Dans la médication de la fièvre pseudo-bilieuse, il faudra souvent recourir aux vésicatoires *loco dolente*, alors surtout que le délire existera d'une façon presque continue. Troisième différence : elle a trait au pronostic. La fièvre pseudo-bilieuse mal traitée ou tardivement traitée peut laisser après elle une altération telle dans l'économie, qu'il survienne une paralysie grave après la cessation des principaux troubles, comme cela a lieu à la suite de l'angine gangréneuse, par exemple, tandis que dans la fièvre bilieuse cette triste éventualité n'a pas encore été signalée. Réflexions terminales. Le malade dont s'agit avait été quelques années auparavant pris d'une affection pour laquelle il avait été conduit dans une maison de santé. Quelle était cette affection ? Elle était probablement de la nature de celle que j'eus à traiter, donc il n'y avait pas plus d'altérations des fonctions cérébrales dans le premier que dans le deuxième cas, seulement il fallait agir, dès le début, avec l'énergie et les moyens que désormais l'on n'oubliera point. Remarque importante sur cette variété. Souvent les troubles principaux qui la constituent : obstruction biliaire, constipation et anémie, existent sans fièvre et les malades atteints de ces altérations consultent tardivement. Le praticien est donc désormais prévenu que dans la première variété de la première famille il rencontrera assez fréquemment les espèces que je viens de mentionner ici à titre de spécimen.

20° *Troisième variété. De la fièvre bilieuse.* -— Espèces en lesquelles elle se subdivise.

Première espèce. De la fièvre bilieuse unie ou non aux troubles bilieux-mentionnés chez la femme en état puerpéral, surtout à l'approche et à la suite des couches.

Deuxième espèce. De la fièvre bilieuse accompagnée ou non des mêmes troubles chez l'ivrogne.

Troisième espèce. De la fièvre bilieuse chez l'individu atteint de bronchite chronique, soit de la fièvre bilieuse coexistant avec une deuxième bilémie qui n'est plus climatérique, mais bien symptômatique d'altération chronique siégeant dans les bronches.

Quatrième espèce. De la fièvre bilieuse. A Chez l'enfant, et des troubles personnels qui peuvent exister avec cette fièvre, notamment de l'aptitude du premier âge au refroidissement et à l'anémie. B Chez la jeune fille en état de nubilité, et des troubles personnels qui peuvent coexister avec cette fièvre, notamment de la spoliation récente qui résulte de ses pertes mensuelles. C Chez l'adolescent qui croit très-rapidement, et des troubles personnels qui peuvent coexister avec cette fièvre, notamment de la déperdition résultant d'une élongation trop brusque et trop forte.

Cinquième espèce. De la fièvre bilieuse chez les gens atteints d'un engorgement bilieux du foie. Dans cette espèce qui est purement et simplement la fièvre bilieuse unie à la fièvre pseudo-bilieuse l'intoxication bilémique est élevée à sa plus haute puissance.

Sixième espèce. De la fièvre bilieuse dans la classe de

ceux qui ont subi de grandes pertes, tels que le convalescent après une maladie longue et grave, l'exsangue après des pertes considérables.

Causes aggravantes. Dans l'intérêt de la présente étude, je vais entrer immédiatement dans le développement que comporte l'étude des causes aggravantes. Nous signalerons deux sortes de causes aggravantes. Première sorte. De la gémination ou rapport de la fièvre bilieuse avec les diverses variétés des 1re, 2e et 3e familles, ainsi qu'avec les entités morbides qui complètent le cadre de nos familles. I. La fièvre bilieuse peut coexister avec toutes les variétés fébriles des trois familles, et toutes sortes d'entités morbides venant à éclater dans le temps de végétation. II. Parmi les variétés qui peuvent coexister avec la fièvre bilieuse, les unes sont apparentes et les autres non apparentes. Je citerai comme exemple de variété non apparente la fièvre typhoïde. Au début de cette affection double, ce qui domine, c'est la fièvre des troubles réel et personnel, c'est la fièvre bilieuse, ce n'est que plus tard que la fièvre pestilentielle apparaît avec ses diverses manifestations, et c'est, en effet, à une époque postérieure, quand la séméiologie biliaire est parfaitement connue depuis quelque temps, que ces périodes se dessinent.

J'ai donné plus haut les motifs qui ne permettent point de distinguer, dès le début, la bilémie fébrile pure et simple de la bilémie fébrile accompagnée de fièvre typhoïde, je les rappelle en deux mots : lorsque la fièvre apparaît dans une maladie de saison ou autre, la symptômatologie visible de suite à l'œil nu, c'est celle de l'infection bilieuse climatérique : la séméiologie des affections qui évoluent lentement comme la fièvre typhoïde, reste un peu dans l'ombre pendant quelques jours. J'ajoute ici : les raisons de confusion et d'incertitude sont encore plus grandes , quand la fièvre bilieuse existe, parce que, à côté des signes et symptômes de la bilémie ordinaire, va se trouver la symptômatologie bilieuse, surtout celle qui a trait aux signes cérébraux. Dans cette multiplicité de signes et symptômes primordiaux, il serait bien difficile de reconnaître les premières manifestations de la fièvre typhoïde.

Deuxième sorte de causes aggravantes. Cette deuxième sorte d'aggravation se compose des modalités suivantes : I. Les troubles personnels existants avec la fièvre bilieuse peuvent être simples, doubles, triples, etc.... ; exemple : la fièvre bilieuse qui éclate chez la femme en état puerpéral et adonnée à l'ivrognerie. II. L'hiver qui a précédé la saison de végétation dans laquelle nous nous plaçons peut avoir eu lieu sans gelées ni frimas. III. La période du temps de végétation peut être avancée lorsque la fièvre bilieuse apparaît.

21° *De la fièvre bilieuse envisagée d'une manière générale.*

I. Qu'est-ce que la fièvre bilieuse? C'est un empoisonnement bilieux ordinaire ou une bilémie climatérique aggravée d'une nouvelle sécrétion biliaire brusque.

II. Cause déterminante. La cause déterminante résulte d'une augmentation brusque dans la chaleur atmosphérique.

Corollaires. A. Moment d'apparition : 1° la fièvre bilieuse apparaît, notamment dans la saison véritable des chaleurs, c'est-à-dire dans l'été ; 2° la fièvre bilieuse frappe encore d'une façon subite ceux-là qui, d'une région tempérée, abordent une région tropicale. B. Fréquence de la fièvre bilieuse. La fièvre bilieuse n'est pas autrement fréquente, elle naît en général, d'une sorte de perturbation dans la chaleur et l'électricité atmosphériques. C. Mode d'invasion. La fièvre bilieuse prend, par groupe et par une action de haut en bas, ceux-là qui habitent la région soumise tout à coup à une élévation de chaleur.

III. Comment se reconnaît la fièvre bilieuse dans le grand problème : la fièvre continue lors de la deuxième visite, qu'y a-t-il ? La fièvre bilieuse se reconnaît aux signes et symptômes suivants, qui apparaissent généralement en faisceau dans les trois premiers jours de la maladie. Ces signes et symptômes sont, premièrement : les signes et symptômes de l'embarras gastrique ou de la bilémie climatérique, savoir : yeux jaunes, langue chargée : deuxièmement : les signes et symptômes particuliers à la fièvre bilieuse, savoir : appétit très-difficile à réveiller, soif inextinguible, insomnie et mal de tête considérable. Le mal de tête va souvent jusqu'au délire ; parfois, il survient des vomissements verdâtres, souvent le malade accuse des douleurs sourdes du côté du foie, enfin, il existe de la constipation. Deuxième raison. Elle se tire de l'apparition rapide des signes et symptômes cérébraux graves et intenses. Troisième raison. Nous trouvons cette troisième raison dans l'apparition brusque de la chaleur solaire. Cette règle : que la fièvre bilieuse peut être reconnue de bonne heure, ne doit pas être prise dans un sens absolu ; en effet, cette variété, comme la deuxième, comme toutes les autres, est susceptible d'être unie à une ou plusieurs variétés de nos trois familles. Une seule de ces complications présente de la difficulté et de l'importance, c'est l'union, dès le début, de la fièvre typhoïde à la fièvre bilieuse, union que rien ne décèle. Pour le moment, je me contente de rappeler ici cette difficulté.

IV. Marche. La fièvre bilieuse, comme toutes les affections aiguës, a deux périodes, l'une d'augment, et l'autre de décroissance ; la première dure de trois à sept jours, et la deuxième à peu près le même laps de temps.

V. Du pronostic. Le pronostic ne présente pas de gravité quand la fièvre bilieuse est pure et simple ; mais si elle est compliquée d'entités morbides coexistantes et aggravées de troubles personnels multiples et dangereux, tels que l'état puerpéral et l'ivrognerie, dans ce cas le pronostic change et s'aggrave.

VI. De la contagion. Enseignements généraux sur la contagion. Notions utiles et nouvelles.

Le terme contagion étant employé dans les détails que comporte la présente variété, je crois devoir entrer sur cette matière dans les développements qui suivent, sans du reste me croire obligé à une explication sur la contagion dans la fièvre bilieuse.

A. La contagion d'un germe infectieux constatée une fois dans le passé ou dans le présent est absolue, elle sévit sur tous les habitants des pays parcourus par les fléaux, selon une intensité qui, considérée d'un point de vue élevé, varie selon diverses causes, notamment selon le degré plus ou moins avancé de la dégradation physique et morale des peuples.

B. Les dangers de la contagion, envisagée d'une manière spéciale, sont légers, moyens ou graves.

C. Cette gradation dans les dangers est également basée sur des causes multiples.

D. Les causes principales résident dans le moment de l'apparition du fléau et dans la santé habituelle de l'individu.

E. La santé est bonne, médiocre ou mauvaise.

F. L'individu sans trouble personnel apparent jouit de la bonne santé : l'épidémie le touchera peu, il ne payera point de tribut à la contagion.

G. L'individu porteur de troubles personnels qui ne sont pas autrement graves est doué de la santé médiocre. Dans cette hypothèse, les signes et symptômes des fléaux sont plus accentués, et cependant des accidents graves sont rarement à redouter.

II. L'individu atteint de troubles personnels graves et multiples possède la mauvaise santé, par suite il est grandement exposé à la mort quand il sera en contact avec un fléau redoutable comme le choléra asiatique. L'ivrogne est classé dans cette troisième catégorie.

Indications relatives à la thérapeutique et à l'hygiène.

§ 1er. Thérapeutique et hygiène envisagées du point de vue le plus élevé. § 2. Thérapeutique et hygiène considérées d'une façon plus spéciale.

§ 1er. Thérapeutique et hygiène envisagées du point de vue le plus élevé.

Sur cette matière délicate, inconnue jusqu'à ce jour d'une façon à peu près absolue, mon rôle se bornera à la formule des deux questions suivantes : Première question. Est-il possible de s'opposer au développement de l'intensité des épidémies, basée sur la dégénérescence des nations, en maintenant à un point élevé le niveau moral et le niveau physique des peuples? Quels seraient ces moyens? Deuxième question. Est-il possible de remédier à cette intensité en relevant ces niveaux? A l'aide de quelles voies pourrait-on résoudre le deuxième problème beaucoup plus difficile que le premier?

§ 2. Thérapeutique et hygiène considérées d'une façon plus spéciale. Premièrement. Du médecin, de la religieuse et de la garde-malade. Deuxièmement. De la demeure du malade. Troisièmement. Du malade lui-même ; notions sommaires de thérapeutique.

Premièrement. Du médecin, de la religieuse et de la garde-malade.

A. Ces personnes doivent jouir de ce que j'appelle la bonne santé.

B. Elles doivent être purgées du vice réel, bilémie climatérique.

C. Elles ne doivent jamais se livrer à un travail de jour et de nuit.

D. Elles doivent être bien nourries.

E. Elles doivent se tenir proprement et leurs habits doivent être assainis chaque jour.

F. Elles doivent remplir leur devoir avec calme et sans crainte.

Deuxièmement. De la demeure du malade.

A. On doit faire évacuer de bonne heure le logis que le fléau a envahi par les personnes atteintes de troubles personnels graves, notamment par la femme enceinte, l'enfant et l'ivrogne.

B. On doit prendre des précautions dans les lieux où se rendent les personnes dont il vient d'être parlé.

C. L'individu atteint de maladie contagieuse doit être isolé des autres malades, surtout de ceux qui ne sont point ses pareils, comme on isolera de ses jeunes camarades l'enfant qui a le croup, comme on isolera des femmes récemment accouchées, celle qui est atteinte de fièvre puerpérale, car dans tous ces cas, il s'échappe incessamment du malade des effluves pestilentielles qui s'étendent de proche en proche et contaminent tout ce qui est sur leur passage, personnes et objets mobiliers, d'une façon d'autant plus grave que la distance à parcourir est plus courte.

D. Lorsqu'une personne sera morte ou guérie d'une affection contagieuse, la demeure et le lit par elle occupés seront purifiés de fond en comble avant de servir à qui que ce soit, ainsi du reste que cela est impérieusement exigé par les règlements dans la médecine vétérinaire ; en conséquence, on ne couchera pas dans le lit qui a servi à un varioleux et qui n'a pas été complétement assaini, un nouveau malade atteint d'une affection quelconque, alors sur-tout que celui-ci n'a pas été vacciné.

E. Les personnes souffrantes ou atteintes de troubles personnels d'une certaine gravité ne seront pas admises à visiter les malades.

Troisièmement. Du malade lui-même. Notions sommaires de thérapeutique. Nous résumons comme il suit la médication dont s'agit, laquelle nous est déjà à peu près connue.

A. Tout individu porteur d'un trouble personnel d'une certaine gravité, devra se mettre à l'abri de la contamination, à l'aide des inoculations existantes. Ces inoculations seront renouvelées après un certain laps de temps, quinze ou seize ans par exemple ; elles seront surtout renouvelées lorsque des maladies contagieuses apparaîtront.

B. Le même individu devra recourir en avril et en juillet aux mesures prophylactiques sus-préconisées, notamment au tartre stibié, qui sera pris le matin à jeun en une fois dans un verre d'eau sucrée à la dose de 0,075 milligrammes.

C. Quand le fléau contagieux existera, on suivra les règles suivantes :

1° On emploiera le premier jour l'anti-bilieux qui vient d'être formulé, le deuxième jour on recourra au sulfate de quinine à la dose de 0,60 centigrammes, 0,20 centigr. le matin en deux pilules, même dose à midi, même dose le soir.

2° Quand il s'agira d'une affection de saison paraissant avoir son siége dans le cerveau, on agira notamment sur le foie par un grand vésicatoire et l'on traitera la constipation vers le troisième et le quatrième jour, c'est-à-dire après avoir employé pendant les deux premières visites la médication, qui s'adresse aux trois premiers éléments du diagnostic, aux troubles réel et personnel et à la fièvre.

3° Lorsque l'affection siégera dans le thorax, la médication principale qui suivra les anti-bilieux et le sulfate de quinine sera l'émétique à dose razorienne.

4° Lorsque la maladie existera dans la troisième cavité splanchnique dans l'abdomen, on recourra à la médication dirigée contre la fièvre typhoïde.

5° Enfin, s'il s'agit d'une fièvre éruptive, ce sera encore à peu de chose près ce dernier traitement qu'il faudra suivre.

Ces notions thérapeutiques s'appliquent au règne animal tout entier, surtout l'émétique à dose razorienne et l'inoculation dans les affections contagieuses et inflammatoires du thorax : la dose du tartre stibié sera proportionnelle au poids de l'animal en prenant pour types la dose et le poids chez l'homme ; la solution de chaque jour pourra être prise en deux fois (matin et soir).

Réflexion terminale. Dans le deuxième opuscule, qui, nous le savons, a pour objet la pestilence, nous nous expliquerons sur le degré de contagiosité afférent à chaque maladie régnante.

22° _Traitement. Première partie._ — Le traitement se fera selon l'ordre de l'apparition des troubles. On traitera : 1° les bilémies climatériques et non climatériques ainsi que la constipation ; 2° la fièvre ainsi que les signes et symptômes cérébraux ; 3° l'anémie résultant des diverses bilémies climatériques ou autres ; 4° les altérations primordiales qui ont engendré les bilémies symptômatiques ; 5° enfin, les autres variétés qui apparaîtront, mais surtout la fièvre typhoïde.

Division du traitement en deux parties. Première partie : notions générales. Deuxième partie : formules et ordonnances jour par jour.

Première partie : notions générales. 1° l'infection biieuse sera traité par un éméto-cathartique ; 2° la fièvre par le sulfate de quinine donné pendant un ou plusieurs jours, et les signes et symptômes cérébraux par une médication appropriée ; 3° l'anémie, par des toniques, lesquels suivront la cessation des troubles cérébraux, hépatiques et intestinaux (constipation) ; 4° les altérations primordiales seront traitées, si cela devenait nécessaire ; enfin, on lutterait contre les variétés coexistantes par les indications qui leur sont propres.

23° *Deuxième partie. Formules et ordonnances jour par jour.*

Premier jour ou première visite :

    1° sulfate de soude   25 gr.

    tartre stibié   0,05 centigr.

à prendre le matin à jeun en deux fois, dans deux verres d'eau tiède et sucrée à dix minutes d'intervalle ; 2° pour tisane, limonade citrique ; 3° alterner cette limonade avec décoction de chiendent sucrée ; 4° une cuillerée à bouche de sirop de codéine, le soir ; 5° bouillon de veau.

Deuxième jour ou deuxième visite. 1° sulfate de quinine, 80 centigr, en huit pilules, deux à la fois, de trois en trois heures ; 2° les troubles cérébraux sont traités également à partir du deuxième jour, ainsi que les jours suivants, comme il suit : le mal de tête, l'insomnie et le délire, s'ils existent, par le sirop de codéine sus-formulé, deux cuillerées à bouche par jour, une le matin, une le soir, chaque cuillerée dans la moitié ou le tiers d'un verre de tisane. Si ces troubles augmentent, on appliquera de la glace sur le front dans une vessie de porc ou des compresses d'eau froide tordues et renouvelées toutes les dix minutes. La soif, qui est toujours considérable, sera calmée à l'aide de la limonade citrique cuite sus-mentionnée que nous rappelons ici pour en indiquer le *modus faciendi :* on pèle le citron, on le coupe par tranches que l'on met dans un vase, et l'on verse sur ces tranches un litre d'eau bouillante, puis l'on sucre. Pour remédier d'autant plus à cette soif qui est un véritable tourment, le malade sucera de temps en temps quelques tranches d'orange ; 3° on pourra alterner la limonade citrique et le chiendent avec de la limonade vineuse dont nous rappelons la composition : vin un quart, eau trois quarts, le tout tiède et sucré ; 4° régime alimentaire, le régime alimentaire se composera, comme le premier jour, de bouillon de veau et de quelques cuillerées de bouillon de poulet, si le malade y consent, car il a pendant un certain nombre de jours, une grande répugnance pour les aliments.

Troisième visite. 1° huit nouvelles pilules de sulfate de quinine, selon le mode d'administration sus-prescrit ; 2° les troubles cérébraux seront traités comme le deuxième jour. 3° mêmes tisanes et boissons ; 4° calomel à la vapeur, 0,60 centigr., à prendre le soir dans une cuillerée à bouche de lait ou un peu de miel ; 5° même régime alimentaire.

Quatrième visite. A cette époque, et même dès le troisième jour, toutes les variétés qui peuvent coexister avec la fièvre bilieuse sont dessinées, à l'exception peut-être de la fièvre typhoïde. Le traitement employé contre la fièvre bilieuse aura eu pour résultat d'amoindrir et de réduire le plus souvent à néant les variétés coexistantes. La fièvre typhoïde seule méritera de fixer l'attention du praticien. La tenacité de la maladie devra être attribuée à trois causes : la première sera l'intensité du calorique solaire dont l'apparition brusque a déterminé la fièvre bilieuse ; la deuxième sera le temps avancé de la saison de végétation, la saison des canicules, par exemple ; la troisième sera sous la dépendance d'un ou de plusieurs troubles personnels graves, tels que la gestation ou l'ivrognerie. On remédiera à l'intensité du calorique en agissant sur les intestins à l'aide, soit de purgatifs salins, tels que 30 gr. de sulfate de soude à prendre le matin à jeun en deux fois, dans deux verres d'eau tiède et sucrée à dix minutes d'intervalle, soit de cholagogues, tels que 1° huile de ricin, 25 gr. à prendre le matin à jeun dans une tasse de bouillon à l'oseille ou de veau ; 2° calomel à la vapeur à prendre le soir dans une cuillerée à bouche de lait ou un peu de miel. Au besoin, on recourrait à la médication supplémentaire suivante. Premièrement, pour apaiser la fièvre qui continuerait, on donnerait à nouveau le sulfate de quinine, selon le mode de prescription des deuxième et troisième visites ; deuxièmement, pour calmer le cerveau, il ne faudrait pas reculer devant un vésicatoire volant camphré de 0, 13 centim. de diamètre que l'on appliquerait sur le foie, comme cela se pratique dans la fièvre pseudo-bilieuse : l'emplâtre serait laissé douze à quinze heures, on évacuerait le liquide dans le point le plus déclive sans enlever la peau, on panserait pendant trois jours avec papier gris huilé ; troisièmement, enfin, il serait également utile de recourir à un nouveau vomitif si cela était indiqué par l'état de la langue, des conjonctives, par la persistance du défaut d'appétit et surtout par l'état stationnaire de la maladie. On remédiera à l'anémie provenant des bilémies, notamment de l'infection bilieuse non climatérique par la bonne nourriture progressive dont il va être parlé.

A mesure que, sous l'influence de la médication sustracée, la maladie s'amendera dans ses diverses manifestations, on donnera des potages gras légers, de la limonade vineuse faite avec un tiers vin et deux tiers eau ; et, de jour en jour, ce régime tonique ira en progressant.

Pour terminer cette intéressante étude, plus ou moins dogmatique, je demande au lecteur la permission d'entrer dans quelques développements cliniques en lui parlant de la fièvre bilieuse qui règne aux Antilles. La principale raison qui me détermine à faire cette citation, c'est que, dans ces régions tropicales, la fièvre qui nous occupe règne avec une symptômatologie aussi accentuée que possible. Pour rappeler ce qui se passe dans ces régions, je vais puiser à des sources dont nul ne méconnaîtra la valeur.

24° *États décrits sous le nom de fièvre bilieuse par Wade-Shields, chirurgien du* Centurion. — « Le 1er mars
» 1804, le *Centurion* jeta l'ancre dans le port de Bombay,
» venant de Suratte. L'équipage se portait bien. Le temps,
» la semaine suivante, fut chaud le jour, froid la nuit, et il
» soufflait de terre des vents forts piquants.

» 10 mars. Dix-huit hommes, dit M. Wade-Shields, se
» plaignent à moi ce matin d'avoir été soudainement indis-
» posés cette nuit ; ils avaient éprouvé de la douleur dans
» la tête, les bras, les lombes et les extrémités inférieures,
» de la gêne à travers la poitrine, une vive souffrance à
» l'épigastre (creux de l'estomac), des renvois et des coli-
» ques ; chez quelques-uns, le pouls était intermittent et la
» température de la peau augmentait. D'autres avaient des
» frissons et des sueurs visqueuses partielles, mais tous
» avaient une douleur susorbitaire, et la plupart, la langue
» couverte d'un enduit blanc et de la soif...

» 11 mars. Neuf nouveaux malades. La fièvre avec les
» mêmes symptômes que la veille. Plusieurs des malades
» du 10 sont très-mal ce matin ; ils souffrent beaucoup
» dans la tête, les membres, les lombes et en travers de la
» région épigastrique, avec des vomissements perpétuels
» d'une bile visqueuse. Chez quelques-uns, la peau est
» froide ; chez d'autres, chaude avec une soif inextinguible.
» Langue couverte, chez la plupart, d'une croûte épaisse et
» blanche, grande irritabilité de l'estomac et aversion pour

» les aliments ; constipation chez la plupart ; chez quel-
» ques-uns, selles fétides et bilieuses.

» 12 mars. Dix nouveaux malades avec la fièvre bi-
» lieuse. Symptômes comme ci-dessus. Quelques-uns des
» malades du 10 sont mieux aujourd'hui, l'irritabilité de
» l'estomac étant calmée beaucoup par les médicaments
» employés ; mais ils se plaignent toujours de douleurs
» dans la tête et dans les membres, avec une grande dé-
» bilité ; les yeux sont pesants et teints en jaune ; le pouls
» plein, le ventre resserré.

» 13 mars. Huit nouveaux malades avec la fièvre bi-
» lieuse, il y a à peine chaleur de la peau et accélération
» du pouls. Tous paraissent souffrir de quelque affection
» hépatique qui semble être portée immédiatement au cer-
» veau et causer une grande douleur sous l'os frontal. Le
» vomissement les soulage beaucoup. La quantité de bile
» qu'ils rendent est énorme et d'une qualité très-variée.

» 14 mars. Neuf nouveaux malades avec la fièvre bi-
» lieuse prédominante. Deux de ceux-là ont été soudaine-
» ment saisis d'un violent délire et ont essayé de sauter
» par-dessus le bord du vaisseau, mais ils ont été arrêtés à
» temps. Point de chaleur à la peau ou d'accélération du
» pouls, mais tous se plaignent de douleurs à la tête et à la
» région épigastrique, douleurs que les émétiques et les
» vésicatoires soulagent fréquemment.

» Onze des malades attaqués la nuit sont transportés la
» nuit ; plusieurs sont jaunes, tous sont sous l'influence
» d'une affection hépatique avec douleurs au front.

» 18 mars. Les garde-malades sont attaqués à leur tour
» et l'on craint que la maladie ne devienne contagieuse par
» l'accumulation des malades. A midi, j'envoie quinze des
» plus malades à Bombay. Plusieurs deviennent jaunes.
» Je n'irai pas pas plus loin dans ce récit intéressant li,

» suffira de savoir que chaque jour il y eut quelques ma-
» lades jusqu'au 30 mars. Alors la fièvre cessa. Le *Cen-*
» *turion* partit le 26 avril pour Goa, laissant trente-deux
» malades à Bombay et en emmenant quatre-vingt-quatre
» qui étaient dans un état de convalescence rapide. Le
» nombre des cas avait été considérable, et quelque vio-
» lente qu'ait été la maladie, il n'y avait pas eu une seule
» mort. » (*Dict. de médecine* en 30 vol. T. V. Bilieuse
(fièvre), p. 275 et suiv. Paris, Labbé, 1833.)

25° *Détails spéciaux sur les espèces de la fièvre bilieuse.* —
En ce qui concerne les principales espèces en lesquelles se
subdivise la fièvre bilieuse, nous nous contenterons de rappeler qu'il faut tenir compte, dans chacune de ces espèces,
de la gravité de chacune d'elles, c'est-à-dire qu'il faudra
examiner à partir de quelle époque a commencé le trouble
primordial, l'ivrognerie par exemple, pour apprécier l'importance de l'empoisonnement alcoolique, car plus il aura
duré, plus en première ligne l'économie en sera saturée,
plus en deuxième ligne les désordres organiques que cet
empoisonnement entraîne à sa suite seront nombreux et
graves, plus par exemple, les interstices musculaires du
cœur se chargeront du tissu adipeux, ce qui opérera une
diminution graduelle dans la force propulsive dévolue à cet
organe, plus, en troisième ligne, la bilémie symptômatique de ces désordres datera de longues années et aura
engorgé les voies biliaires ainsi que les appareils qui déversent leur sang veineux dans la veine porte, plus enfin
l'économie tout entière se sera chargée peu à peu de bile
comme déjà elle l'est d'alcool.

C'est à ces divers troubles qu'il faudra remédier, mais
surtout à la bilémie, qui est un trouble allant chaque jour
s'aggravant, ainsi qu'à l'anémie et au refroidissement qui
en sont des conséquences immédiates.

26° *Quatrième variété. Du choléra nostras : Espèces en lesquelles il se subdivise.*

Première espèce. Du choléra nostras et d'autres troubles, notamment des quatre sortes de bilémies non climatériques des lois 13, 14, 15 et 16, et d'une ou plusieurs diathèses de la femme en état de puerpéralité, surtout à l'approche et à la suite des couches.

Deuxième espèce. Du choléra nostras et d'autres troubles, notamment de la bilémie accompagnée ou non des mêmes troubles chez l'ivrogne.

Troisième espèce. Du choléra nostras chez l'individu atteint de bronchite chronique, soit du choléra nostras coexistant avec une bilémie qui n'est plus climatérique ; mais bien symptomatique d'altérations chroniques siégeant dans les bronches.

Quatrième espèce. Du choléra nostras : A. Chez l'enfant et des troubles personnels qui peuvent exister avec notre quatrième variété, notamment de sa grande aptitude au refroidissement et à l'anémie : B. Chez la jeune fille en état de nubilité et des troubles personnels qui peuvent coexister avec le choléra nostras, notamment de la spoliation récente qui résulte de ses pertes mensuelles ; C. Chez l'adolescent qui croît très-rapidement et des troubles personnels qui peuvent coexister avec la quatrième variété présentement étudiée, notamment de la déperdition qui résulte d'une élongation trop brusque et trop forte.

Cinquième espèce de choléra nostras chez les gens atteints d'un engorgement biliaire du foie, de constipation et d'anémie.

Sixième espèce. Du choléra nostras dans la classe de ceux qui ont subi de grandes pertes, telles que le convalescent après une maladie longue et grave, l'exsangue après des pertes considérables.

Causes aggravantes du choléra nostras. Même observation ici que sous la troisième variété, c'est-à-dire que dans l'intérêt de la présente étude les développements relatifs aux causes aggravantes vont être exposés immédiatement. Deux sortes de causes. Première sorte. De la gémination ou rapport du choléra nostras avec les diverses variétés des première, deuxième et troisième familles, ainsi qu'avec toutes autres entités morbides.

I. Le choléra nostras avec ses troubles personnels possibles et notamment la bilémie non climatérique, peut coexister avec toutes les variétés fébriles des trois familles et toutes les maladies qui peuvent éclater dans le temps de végétation.

II. Parmi les variétés qui coexistent avec le choléra nostras, les unes sont apparentes et les autres non apparentes. Je citerai comme exemple de variété non apparente la fièvre typhoïde. Au début de cette affection concomitante, ce qui domine c'est la fièvre des troubles réel et personnel, c'est la fièvre du choléra nostras, c'est l'anémie qui est le plus souvent une conséquence de ces troubles bilieux, ce n'est qu'un peu plus tard que la fièvre pestilentielle (fièvre typhoïde) apparaît avec ses diverses manifestations, et c'est en effet dans un temps postérieur à la séméiologie bilieuse et cholérique que se dessinent les périodes de la dothinenterie. Je ne reviendrai pas sur les raisons qui ne permettent point de distinguer dès le commencement le choléra nostras de la fièvre typhoïde.

Deuxième sorte de causes aggravantes. Cette deuxième sorte d'aggravation se compose des trois modalités suivantes : 1° les troubles personnels existants avec le choléra nostras peuvent être au nombre de deux ou de trois, etc. Exemple : le choléra nostras qui se montre chez la femme en état de puerpéralité et adonnée à l'ivrognerie ; 2° l'hiver qui a précédé la saison de végétation dans laquelle nous nous plaçons peut s'être passé sans gelées ni frimas ; 3° la période du temps de végétation dans laquelle nous nous trouvons peut être avancée lorsqu'apparaît le choléra nostras.

27° *Du choléra nostras envisagé d'une manière générale.*

I. Qu'est-ce que le choléra nostras ? C'est un empoisonnement bilieux ordinaire aggravé d'une sécrétion biliaire telle, qu'elle agit non-seulement sur la muqueuse gastrique en produisant des nausées et des vomissements, mais encore sur la muqueuse intestinale en produisant des selles bilieuses.

II. Cause déterminante. La cause déterminante résulte des trois conditions suivantes : 1° calorique intense des plus grandes chaleurs de l'été ; 2° personnes travaillant chaque jour au soleil pendant de longues heures ; 3° nourriture insuffisante et mauvaise hygiène au point de vue surtout de la propreté.

III. Comment reconnaît-on le choléra nostras ? Le choléra se reconnaît à sa séméïologie spéciale : selles et vomissements bilieux ; à cette séméïologie se joignent, d'une façon bien apparente, les signes et symptômes ordinaires de la bilémie climatérique ; savoir : altération de la blancheur habituelle des conjonctives oculaires, langue chargée, peu ou point d'appétit, nulle aptitude au travail. Comment distinguera-t-on le choléra nostras du choléra asiatique ? Le choléra asiatique nous vient de loin et d'une façon intermittente, donc si ce fléau n'a point fait son apparition dans le pays où nous nous trouvons, les vomissements et les selles du malade qui se plaint seront mises au compte du choléra nostras. Je ne veux pas autrement insister ici sur ce diagnostic différentiel qui sera fait lors de notre étude du choléra asiatique.

IV. A quelle visite peut-on reconnaître le choléra nostras? On peut le reconnaître dès le premier jour de la con-
sultation, car les selles et les vomissements caractéristiques
ont commencé quand le malade se plaint. Cette règle, que
le choléra nostras peut être reconnu de bonne heure, ne
doit pas être prise dans un sens absolu, en effet, ainsi
qu'il a été dit ci-dessus, cette varié... comme toutes les
autres, est susceptible d'être unie à une ou plusieurs variétés de nos trois familles ; ici, comme pour la fièvre bilieuse, je dirai : une seule de ces complications présente de
la difficulté et de l'importance, c'est l'union dès le début de
la fièvre typhoïde au choléra nostras, union que rien ne décèle.
Je me contenterai de mentionnner ici, sur ce sujet délicat,
que les indications qui s'adressent aux troubles réel et personnel ainsi qu'au choléra nostras ont pour résultat d'amener un amendement notable dans l'évolution et les suites
de la fièvre typhoïde ; nous verrons plus tard, si déjà nous
ne le savons, comment et à quelle époque se font les manifestations morbides qui sont de l'essence de l'affection typhoïde.

V. Marche. Le choléra nostras, attaqué dès le début à
l'aide de la médication bien simple qui s'adresse tout d'un
coup aux vomissements et aux selles, guérit vite et sûrement, en effe', sous l'influence du traitement qui sera
bientôt formulé, il se fait rapidement une réaction bénigne
qui est loin de présenter les dangers de la réaction du choléra asiatique, puis le malade guérit.

VI. Du pronostic. Comme dans la variété précédente le
pronostic s'aggrave avec les troubles personels, avec le
temps et la coexistence d'autres entités morbides.

28° *Du traitement.* — Le traitement se fera toujours
selon l'ordre d'apparition des troubles.

On traitera : 1° les bilémies climatérique et non climatérique ; 2° l'anémie résultant des diverses bilémies ; 3° les altérations primordiales qui ont donné naissance aux bilémies symptômatiques ; 4° enfin les autres variétés qui apparaîtront, mais surtout la fièvre typhoïde.

Notions générales de thérapeutique. Avant d'aborder le numéro concernant les formules et les ordonnances jour par jour, nous croyons devoir tracer quelques lignes sur la thérapeutique envisagée d'une manière générale.

Le 1er sera traité par un éméto-cathartique.

Le 2° par des toniques qui suivront la cessation des troubles gastro-intestinaux.

Le 3° sera traité en cas de nécessité, c'est-à-dire si la santé ne se rétablissait point sous l'influence des médications relatives à l'infection bilieuse et à l'anémie (1° et 2°).

Enfin on traitera le 4e ou les variétés coexistantes selon les indications qui leur sont propres.

Réflexions sur l'étude du choléra nostras. J'ai donné le cadre exact des troubles et complications qui peuvent coexister, non pour les présenter comme des difficultés, mais pour indiquer à l'observateur que chaque entité morbide, si peu grave qu'elle soit par elle-même, peut le devenir par ses troubles annexes lesquels dans l'immense majorité des cas sont beaucoup plus importants que la maladie régnante, en ce sens que si l'on ne remédie de bonne heure à ces troubles, l'affection saisonnière devient redoutable et souvent funeste.

29° *Formules et ordonnances du choléra nostras jour par jour*.

Premier jour ou première visite. 1° Sulfate de soude 25 grammes, tartre stibié 0,05 centigr., à prendre le matin à jeun, en deux fois, dans deux verres d'eau tiède et sucrée, à dix minutes d'intervalle ; 2° limonade citrique ; 3° bouillon de poulet ou de veau : 4° le malade se tiendra chaudement. Ces simples indications suffisent le plus souvent à assurer promptement la guérison du malade.

Deuxième visite. Première hypothèse. Dans cette hypothèse qui est de beaucoup la plus fréquente, le traitement qui précède a suffi. Il ne reste plus au malade qu'à se conformer aux règles d'hygiène qui suivent : il évitera les boissons froides en excès et les fruits verts ou altérés. Il se nourrira aussi bien que possible et facilitera ses digestions à l'aide d'une infusion de thé pris une heure après le repas et légèrement alcoolisée avec du rhum. Ces prescriptions hygiéniques devront être également suivies à titre de prophylaxie par les individus qui voudront se mettre à l'abri de l'affection présentement décrite.

Deuxième hypothèse. La fièvre continue. Il faut, dans ce cas, rentrer dans le traitement ordinaire, ainsi formulé : 1° Pilules de sulfate de quinine de 0,10 centigr. de sel n° 6; à prendre dans les douze heures de la journée, 2 de quatre en quatre heures ; 2° limonade citrique; 3° limonade vineuse (1/4 vin, 3/4 eau), tiède et sucrée ; 4° quelques cuillerées de bouillon de poulet.

Troisième visite. Continuation du traitement de la deuxième hypothèse : 1° Limonade au citron ; 2° limonade vineuse (2/3 eau, 1/3 vin); 3° petits potages gras; 4° échaudés dans l'intervalle; 5° suppression du sulfate de quinine.

Quatrième visite. Augmenter progressivement le régime tonique qui vient d'être prescrit.

Remarques sur le traitement sus-formulé : 1° Il faut, dans cette variété, comme dans toutes les autres, recourir au traitement des variétés coexistantes, le cas échéant, surtout s'il s'agissait de la fièvre typhoïde, ce qui sera souvent indiqué, soit par la persistance du mouvement fébrile, soit par l'existence dans le voisinage de fièvres de même nature, ce qui sera enfin démontré par la séméiologie de la fièvre typhoïde.

30° *États décrits sous le nom de choléra nostras, par le professeur Bertulus, de Marseille.* — Pour bien graver dans l'esprit de nos lecteurs la maladie que je viens de décrire, je vais puiser à bonne source dans l'histoire contemporaine de la médecine, un précieux échantillon de la bilémie cholériforme, à l'effet de prouver la différence qui existe entre le choléra nostras et le choléra asiatique. M. le professeur Bertulus a écrit, il y a quelques années, la lettre suivante :

« Marseille, le 18 avril 1867.

» Monsieur le Rédacteur.

» De 1827 à 1830, et bien avant que le choléra
» asiatique se fût montré en Europe, j'avais vu un très-
» grand nombre de cas de choléra nostras à l'hôpital du
» bagne de Toulon, où j'étais comme interne. Ils étaient
» surtout fréquents pendant les canicules et avaient
» pour causes évidentes les travaux pénibles exécutés au
» soleil par les forçats, l'usage de mauvais fruits qu'on leur
» vendait à vil prix, et de l'eau, leur unique boisson. Ces
» malades nous étaient apportés froids, excepté dans la ré-
» gion abdominale, où toute la chaleur vitale paraissait
» concentrée. Ils avaient un pouls misérable, mais jamais
» absolument absent ; des selles et des vomissements de
» bile verte, et même noirâtre ; le hoquet, des coliques, des
» crampes. Leur visage était profondément altéré, leur voix
» cassée : mais il n'y avait chez eux ni selles riziformes,
» ni cyanose, ni suppression absolue des urines. Ce choléra
» est rarement mortel : il se termine presque toujours, et
» en général très-promptement, par la réaction. Vous le
» voyez, Monsieur le Rédacteur, il n'y a rien de commun
» entre le choléra nostras et le choléra asiatique.....

» Je vous prie d'agréer l'expression de mes sentiments
» très-distingués.   Dr BERTULUS,

« *Professeur de clinique médicale.* »

Observations terminales sur le choléra nostras. J'ai
placé cette variété dans la première famille, à cause de la
symptômatologie toute faite dès le début, il n'y a là évidemment qu'une variante de l'intoxication bilieuse, variante que démontre péremptoirement la nature du traitement et la rapidité de la guérison.

31° *Appendice au premier opuscule. Notions générales
sur l'effet des lois fondamentales de la médecine appliquées
à la chirurgie civile ou militaire.* — Un malade quelconque
étant donné dans le temps de végétation, comment doit-il
être traité? La solution de cette question nous est fami-
lière. Ce malade, quel qu'il soit, est porteur de deux troubles antérieurs à l'affection médicale ou chirurgicale pour
laquelle il se plaint. Il est porteur : 1° du trouble réel ou de
l'infection bilieuse climatérique ; 2° d'un ou de plusieurs
troubles personnels, lesquels se traduisent dans leurs altérations quotidiennes et progressives, soit par de la bilémie
symptômatique suivie d'anémie, soit simplement par de
l'anémie. Supposons donc un homme atteint d'affection
chirurgicale, d'une plaie d'arme à feu, par exemple, comment le malade devra-t-il être accueilli et examiné par le
praticien? Premièrement, dès la première visite, le médecin devra traiter, avec l'énergie qu'elles méritent, la bilémie climatérique, la bilémie symptômatique, l'anémie et la
fièvre que ces diverses altérations ont dû produire. Ces
prescriptions nous sont connues, c'est un anti-bilieux pur
et simple le premier jour, s'il n'y a constipation, ni diarrhée, soit tartre stibié, 0,075 milligr., à prendre le matin à
jeun, en une fois, dans un verre d'eau sucrée; c'est un
éméto-cathartique : sulfate de soude, 25 gr., tartre stibié,

0,05 centigr., à prendre le matin à jeun, en deux fois, dans deux verres d'eau tiède et sucrée à dix minutes d'intervalle, dans le cas où il existe de la constipation ou de la diarrhée. Deuxièmement. Dès la même visite, le pansement de la plaie sera fait avec le plus grand soin comme il suit : A lavage préalable de la plaie avec de l'eau phéniquée à un millième ; B application sur la plaie d'un morceau de toile-coton imbibée d'huile phéniquée ; C compresses trempées dans de l'eau phéniquée sur la toile coton ; D cataplasmes de farine de graine de lin deux fois le jour si la plaie est enflammée. Si la plaie n'est pas enflammée, on appliquera sur la compresse un bandage roulé de manière à ce que la plaie soit toujours abritée de l'air extérieur et tenue chaudement. Troisièmement. Toujours, dès la première visite, le blessé est rigoureusement soumis aux lois de l'hygiène. Sur ce sujet intéressant, je renvoie aux règles tracées plus haut, et me contente de rappeler les suivantes, afin d'éviter des redites. I. Lavage des pieds, de la région génito-anale, des aisselles, des mains et de la face avec de l'eau tiède et sans refroidir le malade. II. Tous les trois jours au moins les ablutions seront renouvelées. Quatrièmement. Le régime sera tonique le plus rapidement possible, il sera proportionné à la suppuration ; dans le cas où celle-ci serait trop abondante, il faudrait, autant que possible, donner au malade un verre de vin fin et à titre de supplément. Cinquièmement. Si le blessé est placé dans un établissement hospitalier, les règles de l'hygiène seront observées avec plus de rigueur encore, si cela est possible ; ainsi quand un malade sera atteint d'une suppuration trop abondante, soit par suite d'amputation, soit pour toute autre cause, il faudra le faire sortir et le mettre, autant que possible, à la campagne chez des particuliers aisés. Ce déplacement procurera un triple bénéfice : 1° il diminuera le nombre des malades contenus dans la salle : **2°** il assainira la salle de tous les miasmes qui s'échappaient incessamment d'une vaste plaie ; **3°** enfin, il augmentera notablement les chances de vie du malade déplacé.

Deuxième visite. Premièrement, il faudra suivre nos prescriptions bien connues, c'est-à-dire qu'il faudra traiter la fièvre, si elle existe, à l'aide du fébrifuge par excellence, par le sulfate de quinine, aux doses sus-établies, savoir : 0,80 centigr. de sulfate de quinine en 8 pilules à prendre dans le jour par 2 à intervalles à peu près égaux. Deuxièmement, le pansement sera fait comme plus haut, seulement les épingles de la veille ne serviront pas pour la seconde visite, on les mettra dans une petite tasse emplie à moitié d'eau phéniquée pour les employer à nouveau le troisième jour. Troisièmement, les toniques, notamment les vins fins, tel que le vin de Bagnols, seront donnés soit aux malades qui suppureront abondamment, soit à ceux dont la constitution serait délabrée par une cause ou par une autre. Quatrièmement, dans le temps le meilleur de la journée, il faudra faire descendre le plus vite possible les malades au grand air de la cour ou des jardins en leur recommandant le soleil. Cinquièmement. La salle et la chambre affectée aux malades seront ventilées et aérées chaque jour. Les literies et le linge de corps seront très-propres. Sixièmement. Quand, à la suite de médicaments qui auront provoqué de la sueur, les literies exhaleront des odeurs ou seront légèrement mouillées, il faudra les mettre à l'air et toujours avoir quelques lits de rechange. Septièmement. Les amputés seront placés dans des chambres spéciales, on évitera soigneusement l'encombrement et les altérations de l'air, qui constituent le triste apanage des établissements hospitaliers. C'est surtout à l'égard de cette classe de malades qu'il faudra suivre le plus possible avant l'opération, les prescriptions médicales sus-formulées, savoir : anti-bilieux le premier jour, sulfate de quinine le deuxième; ces prescriptions, on le sait, ont pour objet de remédier aux troubles réel et personnel. Enfin, je recommande pour ces malades le pansement du docteur Lister, formulé dans la *Gazette des Hôpitaux,* année 1870, au mot : Amputation de la cuisse.

Conclusions. En observant chaque jour toutes les règles que nous venons de rappeler sommairement, 1° on évitera dans l'immense majorité des cas les contre-ouvertures que l'on pratique si souvent dans le voisinage des plaies; 2° à compter de la quatrième semaine, la vie du malade si souvent compromise à peu près dans ce temps de la maladie, sera conservée dans une proportion notable; 3° enfin le retour à la santé s'opérera dans l'immense majorité des cas rapidement et dans les meilleures conditions possibles.

Je veux terminer ce sujet en rapportant l'expérimentation suivante :

Un de mes amis, désireux de mettre nos lois en pratique, les appliqua dans toute leur rigueur, sur cinquante blessés, dans une salle contiguë à deux autres, il ne perdit aucun malade et ne pratiqua jamais une contre-ouverture. Comme le lecteur doit le penser, je ne manquai point d'assister à cette épreuve, et ne saurai résister au désir de lui raconter brièvement l'histoire suivante :

Observation. Un médecin du même établissement fait évacuer sa salle dans une autre commune, et laisse à mon ami deux blessés intéressants. C'est l'histoire de l'un d'eux qui va faire l'objet de mon observation. Je connaissais depuis deux jours l'évacuation à l'état de projet; j'en causai donc avec M. le docteur X... « Vos malades nouveaux, lui dis-je, seront sans doute bien atteints, puisque leur transport est jugé impossible. Vous aurez à soigner le premier jour, en premier lieu, l'état médical, et, en deuxième lieu, la solution de continuité : puis viendront l'hygiène et le régime. » C'est avec ces dispositions d'esprit que mon ami voit pour la première fois le malade dont l'histoire suit.

Première visite. Problème à résoudre. Un blessé malade depuis vingt jours se présente au médecin en septembre 1870, avec de la fièvre. Qu'a-t-il ? Que faut-il faire lors de la première visite ?

§ 1er. Qu'a-t-il ? La première réponse est simple ; il a les trois premiers éléments du diagnostic, savoir : 1° le trouble réel, la bilémie climatérique ; 2° les troubles personnels suivants : A. Les résultats de l'air plus ou moins vicié des camps et des hôpitaux (loi 13). B. L'anxiété native et les inquiétudes du temps (loi 16). C. La nourriture plus ou moins insuffisante des armées (2e section). D. Et les plaies dont il sera ci-après parlé (même section). E. Enfin la diathèse suivante, le tempérament lymphatique ; et de la fièvre qui est la résultante des deux premiers éléments du diagnotic. Comme il est malade depuis un certain temps, on peut vérifier facilement si la maladie dont s'agit est à trois ou quatre éléments, s'il y a une maladie de saison à côté de la bilémie fébrile. Pour cela, il suffit de demander au malade s'il a autre chose que sa plaie. La difficulté de la réponse indique aux assistants qu'il est atteint d'une affection de la région buccale, en effet, prié d'ouvrir la bouche, le malade accède difficilement au désir du médecin. Cependant il est aisé à celui-ci de constater un abcès assez volumineux de la voûte palatine. Ainsi, il y a un quatrième élément ; il existe une variété de la troisième famille ; il y a dans la bouche une inflammation en voie de suppuration.

Cette maladie à quatre éléments étant bien reconnue, il reste comme aggravation une affection chirurgicale, une plaie d'arme à feu en séton au bras gauche. Cette plaie, qui est antérieure à la maladie régnante que nous venons de constater, s'élève, par la suppuration, à la hauteur d'un trouble personnel, d'un trouble véritablement efficient. Pour finir son examen, le médecin demande au malade s'il ne souffre point ailleurs, soit dans le thorax, soit dans le ventre ; le malade répond négativement. Cependant le docteur palpe le ventre du blessé, le fait mettre sur son séant et ausculte rapidement le thorax.

§ 2. Que faut-il faire lors de la première visite?

1° Lutter contre l'infection bilieuse contenue dans les troubles réel et personnel sus-énumérés ; 2° agir contre le quatrième élément, contre la tumeur buccale ; 3° et panser la plaie du bras.

Indications. I. Pour lutter contre l'infection bilieuse contenue dans les deux premiers éléments du diagnostic, le médecin se·réserve d'ordonner du calomel.

II. Pour guérir le quatrième élément, c'est-à-dire la tumeur de la voûte palatine, le médecin fit ouvrir la bouche du blessé, plaça un bouchon entre les arcades dentaires du côté droit, puis, à l'aide d'un bistouri à lame étroite et suffisamment garnie de linge jusqu'à un centimètre de la pointe, ouvrit largement l'abcès ayant son siége à la partie postérieure de la voûte palatine ; il en sortit une quantité assez notable de pus, légèrement teint de sang ; puis, pour terminer cette deuxième indication, le médecin fit inscrire sur le cahier quatre ou cinq gargarismes, dans le jour, avec une décoction de racine de guimauve et de tête de pavot (une tête pour un litre d'eau).

III. Pansement de la plaie. A. Opérations préliminaires. B. Pansement.

A. Opérations préliminaires. Avant de procéder au pansement, le médecin ordonna de désinfecter le malade à l'aide d'eau phéniquée à un millième : immédiatement et en sa présence, le principal fut fait, c'est-à-dire que la région génitale et les aisselles furent suffisamment lavées avec de l'eau phéniquée.

B. Pansement. Le médecin fit le pansement de la plaie comme il suit : *a* les épingles retirées de l'ancien pansement sont mises dans une tasse contenant de l'eau phéniquée, pour être employées à la deuxième visite ; *b* les plaies, débarrassées de la bande et non encore découvertes, sont aspergées avec de l'eau phéniquée ; après cette première aspersion les restes du pansement sont enlevés. La plaie mise à nu a, comme je l'ai dit, un aspect blafard peu favorable à la cicatrisation, elle est lavée avec le liquide précédent, puis le membre est essuyé avec une compresse.

C. Le pansement nouveau est celui-ci : Le médecin met de l'huile phéniquée sur un morceau de toile-coton assez grand pour recouvrir la double plaie, une compresse trempée dans de l'eau phéniquée est appliquée par-dessus, une bande roulée vient recouvrir le pansement, enfin le bras est mis en écharpe à l'aide d'un mouchoir qui recouvre encore le bras malade et le tient chaudement.

IV. Prescriptions médicales. Le médecin prescrivit pour le soir 0,60 centigr. de calomel à la vapeur, à prendre dans une cuillerée de lait ou un peu de miel.

V. Gargarismes avec une décoction de racine de guimauve et de tête de pavot, ainsi qu'il a été dit ci-dessus.

VI. Prescriptions hygiéniques. Le lavement des pieds et des mains fut prescrit dans la journée et le linge du corps dut être renouvelé en même temps.

VII. Régime. Trois potages, un demi-litre de vin en limonade, c'est-à-dire tiède et sucré, dans la proportion suivante : eau 2/3, vin 1/3 et tisane de chiendent édulcorée avec du bois de réglisse.

VIII. Défense expresse d'apporter quoi que ce soit au malade, les objets apportés seraient remis à la sœur qui en référerait au médecin.

Deuxième visite. I. L'état du malade est amélioré, le calomel a occasionné trois selles bilieuses, la soif est moindre, la fièvre a diminué et l'appétit tend à augmenter.

II. Conclusion. La maladie, c'est-à-dire la bilémie fébrile et l'inflammation de la voûte palatine sont amendées, l'examen de la bouche, qui peut être ouverte plus facilement que la veille, prouve qu'il reste à peine des traces de la tumeur ouverte la veille, néanmoins la langue est encore chargée. Après ces constatations, le médecin passe au pansement des plaies.

Indications et traitement préliminaires du pansement.

I. Les aisselles sont lavées par le médecin lui-même avec une éponge trempée dans de l'eau phéniquée.

II. La plaie est découverte selon la méthode employée le premier jour c'est-à-dire que les épingles sont placées dans une tasse contenant de l'eau phéniquée, la bande roulée est enlevée et les pièces sous-jacentes du pansement sont lavées avec de l'eau phéniquée, puis retirées.

III. La plaie mise à nu offre un état meilleur, elle est également lavée avec de l'eau phéniquée et essuyée.

IV. Enfin le pansement de la deuxième visite est fait comme le premier.

V. Prescriptions médicales. Le médecin prescrivit, pour les vingt-quatre heures, six pilules de sulfate de quinine de 0,10 centigr. de sel, deux de huit heures en huit heures.

VI. Gargarismes. Quatre ou cinq dans le jour, avec de l'eau iodée (quatre gouttes dans le quart d'un verre d'eau tiède).

VII. Prescriptions hygiéniques. Lavement des mains.

VIII. Régime de la veille à raison de l'affection buccale, c'est-à-dire potages et limonade vineuse, puis même tisane.

IX. Même défense à l'endroit des objets apportés du dehors.

Troisième visite. Le médecin n'oublie pas que l'indication essentielle de l'empoisonnement bilieux n'a pas été remplie, il examine donc la langue et les yeux pour bien se convaincre de la nécessité de formuler un anti-bilieux.

L'abcès de la voûte palatine est à peu près guéri, l'état du malade est un peu meilleur que la veille, néanmoins l'appétit n'augmente pas autrement.

Indications et traitement. I. Préliminaires. Le médecin, selon ce qui a été fait la veille, nettoie lui-même les aisselles à l'aide d'une éponge trempée dans de l'eau phéniquée ; cela fait, il passe au pansement habituel après avoir constaté que l'état des plaies s'améliore de plus en plus.

II. Prescriptions médicales. Le médecin prescrivit 0,075 milligr. de tartre stibié à prendre le matin à jeun, en une fois, dans un verre d'eau sucrée.

III. Les gargarismes iodés sont continués.

IV. La nourriture reste la même à cause des dernières traces de l'affection buccale, seulement le vin est augmenté.

Quatrième visite. L'anti-bilieux a produit en grande quantité des déjections jaunes et vertes, et le malade se trouve notablement soulagé. Pansement comme la veille.

Indications. Le gargarisme iodé est maintenu.

Régime. L'alimentation est augmentée. Trois portions.

Hygiène. 1° La literie du malade salie et mouillée par les déjections sera changée ; 2° grand bain pour demain, de trois quarts d'heure de durée.

Cinquième et dernière visite. L'état général du malade est aussi bon que possible, reste la plaie en séton, laquelle se trouve dans de très-bonnes conditions et marche assez rapidement vers la cicatrisation.

32° *Ce qu'il faut retenir de ce chapitre.* — Les principales notions contenues dans ce chapitre sont tellement importantes que nous les avons résumées sous forme de lois, lesquelles formeront la fin du numéro suivant.

33° *Résumé général ou texte des lois contenues dans le présent opuscule.* — Loi 1, chap. 1, n° 14, p. 24. « L'année sanitaire se divise surtout dans les régions tempérées en deux et non en quatre temps. »

Loi 2, chap. 1, n° 14, p. 25. « Le printemps et l'automne sont influencés par les saisons qui précèdent, c'est-à-dire par l'hiver et l'été. »

Loi 3, chap. II, n° 7, p. 39. « La bilémie climatérique est la maladie essentielle du printemps et de l'été. »

Loi 4, chap. III, n° 9, p. 56. « A. L'homme vit dans un corps gazeux qui l'entoure et le presse de toutes parts. B. A l'aide des organes respiratoires, il consomme à chaque instant une partie de ce corps composé notamment d'oxygène. »

Loi 5, chap. III, n° 9, p. 56. « L'air qui pèse sur les humains diminue de poids et de richesse : 1° quand la chaleur augmente ; 2° lorsque la couche d'air est divisée en deux ou plusieurs couches par des nuages d'interposition entre le ciel et la terre. »

Loi 6, chap. III, n° 9, p. 56. « De la décomposition des corps à l'air libre. Les corps privés de vie et abandonnés à l'air libre sont décomposés d'une façon absolue avec de l'air, de la chaleur et de l'humidité. Les éléments qui les constituent rentrent dans le règne inorganique. »

Loi 7, chap. III, n° 9, p. 57. « De la décomposition des corps introduits dans des organismes vivants. Les corps introduits, à titre d'aliments, dans d'autres corps doués de vie, sont décomposés en deux temps. Le premier temps concerne la solubilisation de ces corps, leur réduction en chyle à l'aide de l'appareil digestif. Le deuxième temps est relatif à la réduction de ce chyle composé de divers éléments, en un nombre moindre, de façon à ce que l'assimilation soit possible. »

Loi 8, chap. III, nº 9, p. 57. « La réduction du chyle se fait dans l'artère pulmonaire avec les autres liquides qui se rendent dans le cœur droit, à l'aide de l'oxygène ingéré dans les bronches. »

Loi 9, chap. III, nº 9, p. 57. « De la quantité d'oxygène à laquelle les poumons ont droit. La portion d'oxygène ingérée dans les bronches est proportionnelle à la combustion ou réduction sanguine qui doit être opérée dans l'artère pulmonaire. »

Loi 10, chap. III, nº 9, p. 57. « Les nécessités de la combustion diminuent avec l'élévation de la température, tandis qu'elles augmentent à mesure que la température s'abaisse. »

Loi 11, chap. III, nº 9, p. 57. « Raison de la combustion. Elle est moins grande dans le temps où la température s'élève. Une portion de la masse du sang qui doit être réduite dans l'artère pulmonaire à l'aide de l'oxygène ingéré, ne l'est plus parce qu'elle est inutile à l'économie, laquelle, en raison de l'augmentation de la chaleur, n'a plus à faire tant de dépenses pour lutter contre le froid ambiant. »

Loi 12, chap. III, nº 9, p. 57. « La partie de sang composée d'éléments non réduits se rend peu à peu dans le foie, par la circulation veineuse abdominale pour y être en grande partie convertie en bile, puis éliminée par l'intestin. C'est là le rôle principal du foie. »

Loi 13, chap. III, nº 9, p. 58. « Quand l'oxygène à ingérer dans les poumons diminue de richesse ou de poids, parce que le milieu dans lequel l'homme vit, se trouve par une raison ou par une autre, dépouillé d'une portion de son oxygène, il se fait au détriment de l'économie une sécrétion biliaire proportionnelle à cette déperdition. Ex. : le séjour dans un lieu public trop chauffé ou trop peuplé. »

Loi 14, chap. III, n° 9, p. 58. « Toutes les fois que, par une cause pathologique, l'économie sera privée d'une portion de l'oxygène ingéré dans les bronches, la sécrétion biliaire augmentera au préjudice du sang dans le rapport de l'oxygène perdu. »

Loi 15, chap. III, n° 9, p. 61. « Lors de la cessation dans l'économie d'un écoulement sanguin ou autre, normal ou anormal, le sang destiné à cet écoulement tend à gagner le foie, et cet organe, surtout quand il n'est pas obstrué, convertit en bile la plus grande partie de ce sang. »

Loi 16, chap. III, n° 11, p. 64. « L'homme est sujet à l'empoisonnement bilieux d'une manière à peu près continue, soit en vertu de l'esprit d'anxiété inhérent à sa nature, soit en vertu de son tempérament. »

Loi 17, chap. IV, n° 26, p. 149. « Dans la majorité des maladies régnantes, le diagnostic se compose de quatre sortes de troubles. Première sorte : bilémie ou infection bilieuse climatérique. Deuxième sorte : troubles personnels habituellement composés 1° de bilémies nouvelles rapidement suivies d'anémie, de bilémies symptomatiques 2° d'une cause primordiale et de troubles organiques consécutifs à cette même cause. Troisième sorte : fièvre initiale représentant la somme de ces deux premiers éléments, fièvre allumée en même temps que le trouble circulatoire dépendant de la maladie régnante. Quatrième sorte : maladie régnante composée de ses signes et symptômes, et de la fièvre qui représente les altérations constitutives du trouble de saison, altérations dont elle suit la marche progressive, en élevant elle-même son rythme d'une façon proportionnelle à cette séméiologie. »

Loi 18, chap. IV, n° 26, p. 149. « Les troubles personnels se composent de différences appréciables et quotidiennes entre l'adulte bien portant et celui qui ne l'est pas. »

Loi 9, chap. IV, n° 26, p. 149. « Ces différences font l'objet de deux sections principales. La première section a trait à quatre sortes de bilémies non climatériques. La première relative à l'altération de l'air ambiant ; la deuxième concernant une perte quelconque pour l'économie de l'oxygène inspiré ; la troisième relative à l'élimination de la part du foie, d'une portion de sang dont l'économie semble n'avoir que faire ; la quatrième concerne l'anxiété native et les émotions vives. La deuxième section se compose de nombreuses classes dans lesquelles les troubles personnels se traduisent en anémie, refroidissement et altérations de la molécule organique, elle comprend sept lois dont l'énumération suit : lois 20, 21, 22, 23, 24, 25, 26, ci-dessus formulées sous la section dont s'agit. »

Loi 20, chap. IV, n° 14, p. 84. « Est altéré dans son sang et refroidi : 1° l'adulte qui, dans son enfance, n'a eu qu'une nourriture anormale et non réparatrice ; 2° le convalescent à la suite d'une maladie grave et longue ; 3° celui qui a éprouvé des pertes sanguines purulentes ou génitales d'une certaine intensité ; 4° celui qui a subi des sécrétions exagérées ; 5° le chloro-anémique. »

Loi 21, chap. IV, n° 14, p. 84. Est altéré « dans son sang et refroidi, celui qui est exposé au développement et à l'entretien d'une fonction continue ou temporaire. Ex. : le développement de la nubilité chez l'adolescent, le développement de la sécrétion lactée chez la jeune mère. »

Loi 22, chap. IV, n° 14, p. 84. « Est altéré dans son sang et refroidi celui qui est atteint de maladies aiguës ou chroniques, médicales ou chirurgicales, de solutions de continuité internes ou externes. Exemples de solutions de continuité interne : le cancer ulcéré de l'estomac, la plaie de la membrane interne de l'utérus récemment délivré. »

Loi 23, chap. IV, n° 14, p. 85. « Sont altérés dans leur sang et leur molécule organique, les individus atteints d'une diathèse. Parmi ces altérations congénitales, je compte surtout les suivantes : 1° le tempérament lymphatique ; 2° le tempérament scrofuleux ; 3° la syphilis ; 4° la dartre : 5° le rhumatisme: 6° le cancer ; 7° la phthysie ; 8° l'érotisme ou l'affinité exagérée des sexes. »

Loi 24. chap. IV, n° 14, p. 85. « Sont altérés dans leur sang et surtout dans celui qui sert aux fonctions digestives les spermatorrhéiques. »

Loi 25, chap. IV, n° 14, p. 85. « Sont altérés dans leur sang et refroidis les produits d'une union entre parents trop rapprochés, comme celui de cousin germain, d'oncle ou de tante. »

Loi 26, chap. IV, n° 14, p. 85. « Sont altérés dans leur sang et refroidis les êtres conçus de gens trop jeunes ou trop vieux, ou disproportionnés par l'âge. »

Loi 27, chap. IV, n° 26, p. 150. « Les principaux groupes spéciaux sont la femme en état de gestation ou récemment accouchée, l'ivrognerie et la première enfance. »

Loi 28, chap. IV, n° 26 p. 150. « § 1er. Cause et traitement du vomissement chez la femme enceinte, du vomissement dit pituite chez l'ivrogne et autres. § **2.** Cause et traitement des hémorrhoïdes dans ces diverses classes et autres. »

Lois contenues dans le chapitre. V.

Loi 29. « Les troubles que l'on rencontre dans les maladies de saison se divisent en deux classes. Première classe : Troubles antérieurs à l'affection de saison. A. Trouble réel ou bilémie climatérique. B. Trouble personnel, soit :

1° Bilémie non climatérique ; 2° anémie et viciation de la molécule organique (diathèses). Deuxième classe. Troubles réunis. Les deux troubles antérieurs, sont unis à l'affection de saison par un mouvement fébrile commun aux troubles antérieurs et au trouble de saison. »

Loi 30. « Les deux troubles antérieurs sont faciles à connaître ; ils se composent notamment d'affection bilieuse et d'anémie. »

Loi 31. « Thérapeutique des deux troubles antérieurs ; l'infection bilieuse est attaquée par les anti-bilieux, le premier jour, et l'anémie par les toniques, les jours suivants. »

Loi 32. « Prophylaxie. En employant par avance la thérapeutique de la loi 31 deux fois dans le cours de végétation, en avril et en juillet, on se met à l'abri, non-seulement des affections saisonnières, mais encore de la plupart des maladies auxquelles on est exposé annuellement dans le même laps de temps. »

Loi 33. « De la maladie régnante. La maladie régnante se compose habituellement de trois ou quatre éléments. Maladie régnante à trois éléments : 1° Trouble réel ; 2° trouble personnel simple ou multiple ; 3° fièvre représentant la somme de ces troubles. Maladie à quatre éléments. A. Les trois premiers éléments. B. La maladie de saison proprement dite. »

Conclusion. A. La maladie à quatre éléments se composant : 1° De la maladie à trois éléments ; 2° et du trouble de saison, nous conclurons que la maladie à trois éléments existera toujours dans la maladie qui en renfermera quatre. B. Les trois premiers éléments d'une maladie quelconque, soit qu'elle n'en contienne que trois, soit qu'elle en contienne quatre, sont toujours faciles à connaître et à la portée de tous dès l'apparition du mouvement fébrile.

Loi 34. « Les maladies régnantes sont divisées en trois

familles. Première famille. Des affections bilieuses fébriles ou non, accompagnées d'un ou de plusieurs troubles personnels. »

Ces maladies se composent notamment de trois éléments, des trois premiers que l'on rencontre dans toute maladie régnante, (trouble bilieux, trouble personnel, fièvre), des trois éléments que l'on rencontrera tout d'abord dans la maladie qui en renfermera quatre, ainsi qu'il va être dit, à la fin de la loi 35.

Loi 35. « Deuxième famille. La deuxième famille se compose d'affections pestilentielles qui renferment quatre éléments, savoir : en premier lieu, les trois éléments que nous connaissons et que l'on rencontre dans la première famille; en deuxième lieu, un quatrième qui est formé de la maladie régnante, de la symptômatologie et de la fièvre qui lui sont propres. Ex. : Suette, variole. »

Loi 36. « La troisième famille se compose d'affections inflammatoires qui renferment quatre éléments, c'est-à-dire que nous rencontrerons ici comme dans la deuxième, premièrement les trois éléments qui existent habituellement dans la première famille (bilémie climatérique, trouble personnel, fièvre); deuxièmement et un quatrième qui est l'inflammation avec sa séméïologie et son évolution spéciales.»

Loi 37. « La première famille se compose de quatre variétés : 1° La bilémie non fébrile ; 2° la bilémie fébrile ; 3° la fièvre bilieuse ; 4° le choléra nostras.»

Loi 38. Première variété. «Un ou deux éléments. Bilémie climatérique seule ou unie à un ou plusieurs troubles personnels. Thérapeutique. Le traitement prophylactique mentionné dans la loi 31.»

Loi 39. Deuxième variété. « Bilémie fébrile. Affection à trois éléments que nous retrouverons dans toutes les variétés des autres familles ainsi que nous l'avons dit plus haut. Cette variété fait l'objet des lois suivantes. »

Loi 40. **Première visite.** «**Le** premier jour, la bilémie fébrile apparaît nettement avec ses signes et symptômes ; malgré cela, deux hypothèses peuvent exister : 1° la bilémie fébrile peut être seule avec ses trois éléments : 2° elle peut en recéler un quatrième ; dans ce dernier cas, il existe : 1° la bilémie fébrile à trois éléments ; 2° et une affection de saison qui dépend généralement de la deuxième famille ou de la troisième.»

Loi 41. « Solution de la question de savoir si la maladie en question renferme trois ou quatre éléments. S'il s'agit de l'une des espèces à trois éléments de notre deuxième variété, le traitement de la première visite qui s'adresse ici comme toujours à l'infection bilieuse, démontre par les résultats qu'il produit, s'il s'agit de cette variété ; en effet si le quatrième élément manque, s'il s'agit de la bilémie fébrile, qui nous occupe connue jusqu'à ce jour sous le nom d'embarras gastrique fébrile, le résultat du traitement de la première visite sera ou d'éteindre la fièvre d'une façon complète, auquel cas la guérison est obtenue, ou de l'amoindrir tellement que l'amélioration notable et vraie n'échappera ni au malade, ni au médecin. »

Loi 42. « Si l'amélioration réelle et notable dont il s'agit n'existe pas, la variété recherchée est connue ou inconnue. En tout cas, elle est légèrement amendée, car les premières indications ont été remplies sagement et à temps. »

Loi 43. « Deuxième visite. La deuxième variété est suffisamment améliorée pour qu'elle soit dégagée de toutes autres. La thérapeutique générale de cette deuxième visite est encore connue, c'est le sulfate de quinine. L'alimentation du malade se subdivisera en deux, dans la deuxième variété, on commencera à nourrir le malade, dans les autres variétés des autres familles, l'alimentation se composera de bouillon et de limonade vineuse à l'exception des inflammations franches dans lesquelles une diète assez rigoureuse sera généralement observée pendant deux jours au moins. »

Loi 44. « Relative aux affections spécifiques de l'enfance, accompagnées de fièvre et de toux (deuxième famille). Dans ces affections, dans le croup, par exemple, il faudra : 1° Lutter contre l'élément bilieux par des anti-bilieux à dose élevée ou razorienne ; 2° traiter l'anémie, c'est-à-dire soutenir l'enfant et ne point l'affaiblir. Le résultat de cette médication, continuée pendant quelques jours, sera de détruire l'élément pestienltiel (la fausse membrane des voies respiratoires), sans que l'on ait à s'en préoccuper, si ce n'est à l'aide de moyens adjuvants, exemple : la glace préconisée dans les derniers temps. »

Nota. — La loi 44, relative aux enfants, est formulée ici par anticipation, à cause des services nombreux et importants qu'elle est appelée à rendre à cette partie de plus en plus fragile de la population que l'on appelle la première enfance.

Loi 45. « De la contagion. La contagion, une fois constatée, est absolue ; envisagée d'une manière spéciale, elle a dans le temps son moment, c'est-à-dire, son plus haut point d'élévation dans ce temps. Son intensité est proportionnelle à la gravité et à la multiplicité des troubles personnels. »

Loi 46. « La chirurgie est soumise aux lois ci-dessus formulées en ce sens qu'il faudra, tout en donnant à la maladie chirurgicale les soins qu'elle réclame, mettre en pratique les lois concernant les troubles réel et personnel. Ainsi, dès le premier jour : 1° Anti-bilieux; soins à la maladie de pathologie externe. Dès le deuxième jour, s'il y a de la fièvre : 1° quinquina; 2° soins à la maladie externe; 3° et toniques.

34° *Mes dernières lignes à mes lecteurs.* — Chacun de mes

lecteurs, riche ou pauvre, devra se remémorer chaque jour, jusqu'à complète édification, les divers problèmes dont la nomenclature suit :

Premier problème. Comment peut-on se préserver des maladies régnantes pendant le temps de végétation (printemps-été)? Réponse : voir le ch. V, n° 1.

Deuxième problème. Un homme se plaint sans fièvre, qu'a-t-il, que faut-il faire? Réponse : il est atteint de bilémie non fébrile, de l'embarras gastrique des auteurs : voir la première variété de notre première famille, ch. V, n° 5.

Troisième problème. Un homme a de la fièvre; qu'a-t-il, que faut-il faire lors de la première visite? Réponse : il est atteint de bilémies diverses qu'il faut traiter tout d'abord et dès le premier jour par un anti-bilieux, 0,075 mil. de tartre stibié à prendre le matin à jeun, en une fois, dans un verre d'eau sucrée.

Quid le deuxième jour; qu'y a-t-il chez ce malade et que faut-il faire? A. S'il s'agit purement et simplement de la deuxième variété de la première famille, ce qui sera toujours facile de reconnaître à raison de l'amélioration bien manifeste qui existera, il faudra 1° traiter le troisième élément du diagnostic, la fièvre, par le sulfate de quinine, 0,60 centigr. dans le jour, en six pilules, deux le matin, deux à midi et deux le soir, 2° et nourrir le malade.

B. S'il s'agit d'une autre variété de la deuxième ou de la troisième famille, il faudra administrer le fébrifuge sus-formulé, puis recourir à ces variétés.

C. S'il s'agit de variétés inconnues, telles que la fièvre bilieuse, la fièvre typhoïde ou une inflammation du thorax encore dans l'ombre, il faudra recourir au traitement formulé dans le chap. V, étude de la deuxième variété, deuxième visite, n° 14.

D. S'il s'agit d'affections chez les enfants, il faudra recourir au n° 14 précité.

E. Enfin, s'il s'agit d'inflammations franches du thorax, il faudra bien les reconnaître et y remédier de la façon suivante : 1° l'intoxication bilieuse par les anti-bilieux ; 2° l'inflammation par la diète et les tisanes chaudes. Le deuxième jour, on traitera : 1° la fièvre par le sulfate de quinine ; 2° et l'inflammation par les anti-phlogistiques. Ces anti-phlogistiques, nul ne l'ignore, sont la saignée du bras de 4 à 500 grammes, et surtout les sangsues d'abord, au nombre de dix environ, et les vésicatoires volants ensuite, de 0,12 centim. de diamètre au moins. Ces deux dernières indications auront lieu sur la région malade, c'est-à-dire sur le thorax, préalablement exploré à l'aide de l'auscultation et de la percussion. On agit contre une inflammation franche comme on agit contre une plaie ; celle-ci, en effet, est traitée le premier jour par les anti-bilieux, et le pansement de l'affection chirurgicale, le deuxième jour, par le sulfate de quinine, et le pansement de la même affection ; c'est qu'en réalité, dans ces deux classes de maladies accidentelles, il préexiste, comme chez tout malade, ce que je ne saurais trop répéter : 1° de l'infection bilieuse ; 2° et un engorgement de la rate proportionnel à la sécrétion biliaire climatérique et aux quatre sources de sécrétions biliaires non climatériques par moi découvertes, lesquelles, nous le savons, sont l'objet des lois 13, 14, 15 et 16.

TABLE DES MATIÈRES

INTRODUCTION

CHAPITRE PREMIER

PROLÉGOMÈNES DU CHAPITRE II ET DES SUIVANTS

CHAPITRE II

CHAPITRE III

CHAPITRE IV

CHAPITRE V

<hr>

ERRATA

P. 36, lig. 13 : au lieu de paparente, lisez apparente.
P. 52, lig. 15 : au lieu de qu'il dontient, lisez qui le contient.

SAINT-QUENTIN. — IMP. JULES MOUREAU.

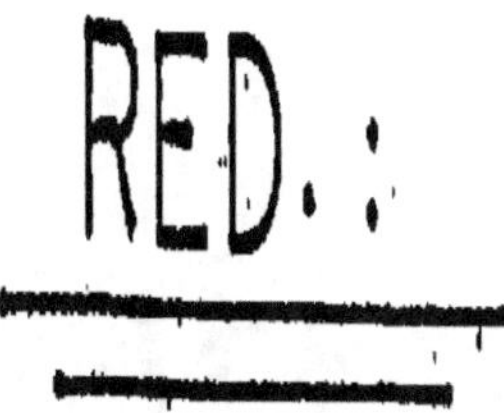
RED.:

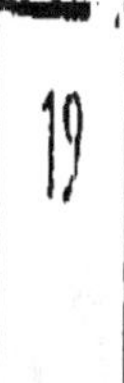
19

0 1 2 3 4 5 6 7 8 9 10

BIBLIOTHEQUE NATIONALE DE FRANCE

****

CHATEAU DE SABLE

1995